早产儿
家庭养育手册

北京春苗慈善基金会-掌欣专项基金　著

中国医师协会新生儿科医师分会科普专业委员会　指导

U0391458

中国妇女出版社

图书在版编目（CIP）数据

早产儿家庭养育手册 ／ 北京春苗慈善基金会-掌欣专项基金著. —— 北京：中国妇女出版社，2021.11

ISBN 978-7-5127-2028-2

Ⅰ.①早…　Ⅱ.①北…　Ⅲ.①早产儿-哺育-手册　Ⅳ.①R174-62

中国版本图书馆CIP数据核字（2021）第175743号

早产儿家庭养育手册

作　　者：	北京春苗慈善基金会-掌欣专项基金　著
策划编辑：	门　莹
责任编辑：	王　琳
封面设计：	季晨设计工作室
责任印制：	王卫东
出版发行	中国妇女出版社

地　　址：	北京市东城区史家胡同甲24号	邮政编码：100010
电　　话：	（010）65133160（发行部）	65133161（邮购）

网　　址： www.womenbooks.cn

法律顾问： 北京市道可特律师事务所

经　　销： 各地新华书店

印　　刷： 北京中科印刷有限公司

开　　本： 165×235　1/16

印　　张： 22.25

字　　数： 300千字

版　　次： 2021年11月第1版

印　　次： 2021年11月第1次

书　　号： ISBN 978-7-5127-2028-2

定　　价： 78.00元

本书编委会成员

主　编

封志纯　中国医师协会新生儿科医师分会会长
刘　玲　中国医师协会新生儿科医师分会科普专业委员会
　　　　主任委员

编委会 （按姓氏笔画排名）

丁国芳　北京协和医院儿科
大　J　掌欣公益项目创始人
王山米　北京大学人民医院
王丹华　北京协和医院儿科
史勇军　贵阳市妇幼保健院、贵阳市儿童医院
冯淑菊　北京协和医院NICU
李　洪　苏州大学附属儿童医院
杨晓燕　四川大学华西第二医院
杨　萍　宁夏医科大学总医院
张又祥　广州市第一人民医院新生儿科
张　军　中山大学附属第一医院儿科
张春一　广东省妇幼保健院新生儿科
陈　妍　上海新华医院
罗　芳　浙江大学医学院附属第一医院NICU
周锦妍　昆明市延安医院

赵　智　陕西省人民医院新生儿科

胡劲涛　中南大学湘雅二医院新生儿科

袁晓庆　贵阳市妇幼保健院、贵阳市儿童医院

殷张华　上海新华医院

唐　艳　北京丰台妇幼保健院

潘家华　中国科学技术大学附属第一医院儿科

其他撰稿人及贡献过力量的志愿者

陆　娇　卓正医疗儿科/儿童保健

马　巍　国际认证泌乳顾问，金泉妈妈®创始人

季　卉　掌欣工作人员

李溱蓁　掌欣工作人员

潘贝贝　掌欣工作人员

蔡格格　掌欣工作人员

杨静玮　掌欣工作人员

梁　嘉　掌欣志愿者　　　　行　莫　掌欣志愿者

戴英英　掌欣志愿者　　　　小　琦　掌欣志愿者

李点点　掌欣志愿者　　　　小　何　掌欣志愿者

刘文筱　掌欣志愿者　　　　风信子　掌欣志愿者

吴　楠　掌欣志愿者　　　　Lyy　掌欣志愿者

侯　莎　掌欣志愿者　　　　Mary　掌欣志愿者

聂佳佳　掌欣志愿者　　　　Michelle Ren　掌欣志愿者

刘巾铭　掌欣志愿者　　　　Nicole　掌欣志愿者

张　妍　掌欣志愿者

刘　芳　掌欣志愿者

夏　木　掌欣志愿者

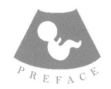

序 一

　　我做儿科医生已经 40 年了，在从医的经历中，最让我感动的是早产儿和他们的父母。早产宝宝提前来到这个世界，那么脆弱，让人怜惜。父母面对突然降临的小生命，既惊喜又担忧的复杂心情和所承受的心理压力，旁人难以想象。但是，我们看到了早产宝宝过五关斩六将，勇敢挑战极限，创造出一个又一个生命的奇迹；看到了宝宝的父母倾注全部的心血，以无私的大爱和无畏的勇气，陪伴着宝宝成长的每一步。几十年来，我看着身边一个个早产宝宝长大，从一个小不点，一转眼就上了幼儿园、小学、中学和大学。每次门诊随访，我期盼着每一个孩子的到来，渴望知道他们长多高了，又有什么进步了，学会什么本事了……每一位家长都会如数家珍地向我诉说宝宝成长的点点滴滴，同时咨询日常记在小本本上的数不清的困惑。家长们的笑容和泪水交织在一起，也流淌在我的心底。我切身感受到他们的艰辛和不易，愿意竭尽所能去帮助他们，和他们一起去呵护孩子们成长。

　　《早产儿家庭养育手册》针对早产宝宝常见的一些问题，告诉家长如何面对，如何来养育我们的早产宝宝。比如：早产儿与足月儿有什么不同；早产儿容易发生哪些问题；为什么强调早产儿需要定期随访；早产儿在喂养和护理方面要特别注意些什么；如何让早产宝宝少生病，更健康；等等。从宝宝出生后在 NICU 住院，一直到出院回家之后，几乎家长会遇到的所有疑惑都可以从这本书中得到详细的解答。我们要对新手父母们说：早产，不可怕！我们一起来呵护他（她）！

有人把早产宝宝称作"折翼的天使"，我很不赞同。他们只是早到的小天使，并没有"折翼"。早到，没有错！他们只是想迫不及待地与爸爸妈妈见面啊。早产宝宝的父母不要紧张，有我们和你们在一起呵护小天使，让他们尽快地羽翼丰满起来，去迎接充满希望的每一天！等他们长大的时候，回首往事，我们会说："你好，早到的小天使！你终于展翅高飞了！"

王丹华

北京协和医院儿科主任医师

2021 年 10 月

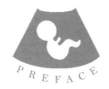

序 二

党中央一直坚持儿童优先原则，把儿童事业作为一项战略性、基础性工作来抓。截至 2020 年年底，我国婴儿死亡率已从 2010 年的 13.1‰下降到 5.4‰。作为新生儿科医疗工作者，我们倍感骄傲。

以早产儿救治为例，我国现阶段的医疗规范将孕 28 周作为围产期起点，早于 28 周出生的超早产儿，曾被认为几乎没有生存的可能；而时至今日，我国许多大的新生儿救治中心，超早产儿救治存活率已达到甚至超过发达国家水平，救治存活最小胎龄和最小体重纪录也一再刷新。

用一句老百姓都能听懂的，也特别振奋人心的话来说，我们救活了更多的孩子，而且会一天比一天多。

但医疗技术每前进一步，就又给我们每个医疗工作者带来了更多的挑战——我们确确实实救活了更多在过去被认为无法生存的孩子，可我们对生命的要求，又绝不仅仅是"活着"，而是要活得好，活得健康。这样的目标仅仅靠临床医生是无法完成的。

孕育养大一个健康的孩子，是一对夫妻、一个家庭、一个社区甚至整个社会共同努力，才能完成的任务。对于一些孩子来说，即便新生儿科的治疗非常成功，这些出生时体重可能仅相当于 2 个苹果，闯过了无数关口的宝宝，想要健康长大，还有赖于父母经年累月精细科学的养育，与医生密切配合按时随访复诊，有一些孩子可能还需要长期的康复训练。

能够将医生的努力和家庭的努力联系在一起的重要力量，是科普。

2021 年 9 月，国务院印发的《中国儿童发展纲要 (2021—2030)》指出，未来 10 年，我们要"加大儿童健康知识宣传普及力度。强化父母或其他监护人是儿童健康第一责任人的理念，依托家庭、社区、学校、幼儿园、托育机构，加大科学育儿、预防疾病、及时就医、合理用药、合理膳食、应急避险、心理健康等知识和技能宣传普及力度，促进儿童养成健康行为习惯。构建全媒体健康知识传播机制。发挥健康科普专家库和资源库作用。推进医疗机构规范设置'孕妇学校'和家长课堂，鼓励医疗机构、医务人员、相关社会组织等开展健康科普活动……"

《早产儿家庭养育手册》由中国医师协会新生儿科医师分会科普专业委员会组织、指导全国各地 20 位坚守在新生儿科临床一线的医生撰写，结合北京春苗慈善基金会、掌欣早产儿公益项目等社会公益力量的支持，为早产儿家庭较为全面通俗地介绍了早产宝宝救治、养育的科普知识。字里行间不仅渗透着临床医生审慎的专业态度和真挚的情感，也凝聚着许多公益志愿者的爱心，相信一定能够陪伴早产儿家庭走过最初最难的日子！

早产是什么？

早产会给一个孩子带来哪些威胁？

在新生儿科封闭的NICU里，医护人员都为早产宝宝做着哪些努力？早产宝宝们会闯过哪些关口？需要怎样的治疗？

出院后，家长应该如何科学地护理、养育一个早产宝宝？

这些知识是真实温暖的力量，能够在很大程度上帮助一个个家庭更好地面对早产带来的挑战，并给早产宝宝们带来更加健康美好的未来。

封志纯

中国医师协会新生儿科医师分会会长

2021 年 10 月

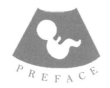

PREFACE

序 三

让每一个早产儿家庭不孤单

2014 年的 4 月，我的女儿小 D 在孕 28 周时早早来到这个世界。我的人生发生了改变，我成了一个妈妈——一个早产儿妈妈。

这一路走得很难，那些自责内疚，那些无尽的泪水，那些外人无法理解、无法言说的故事……至今想起来，我依然无法平静。但这一切也是值得的，小 D 现在是小学生了，很健康活泼。

我对这一切心存感恩，一直觉得小 D 是个被无数人祝福的孩子。所以，当小 D 摘掉"脑瘫高危儿"的帽子后，我就一直在思考，可以做一些什么，帮助更多早产儿家庭，让他们不要像我当年那么孤单。

2018 年，我创立了"掌欣"早产儿公益组织。

回看我的经历，早产儿家庭除了需要医学康复知识外，更需要过来人的心理支持和更加细致有温度的科普知识，尤其是从出院到回家这段时间。而这也是掌欣想要提供的。

出版这本《早产儿家庭养育手册》的目的，不仅仅是提供知识，更是希望能提供安心。

小 D 当年在 NICU 住了 115 天，我们每天都盼着她出院，但真被告知她下周可以出院时，我们又陷入了担心和害怕，因为不知道在家如何照料她。

我知道孩子刚刚出院时，早产儿家长的心绪都很乱，一时之间也无法消化吸收太多的系统知识。因此，我们希望这本《早产儿家庭养育手册》可以提供给大家更加细致、精简、有针对性的帮助。

每一位迎接宝宝回家的早产儿父母，可以把这本书当成工具书，从目录查找自己需要的内容，快速地找到解决方法。

行动起来，迈出在家照料的第一步。这是非常有力量的，也会让我们明白，自己真的有能力照顾这个"迷你宝宝"。

最后但也是最重要的，我想和你们每一位说，早产不是你们的错。这句话虽然我也是过了很久才接受，但我真的想告诉你们，要想养育好早产儿，我们必须先调整好自己的心态。

每个勇敢的小天使之所以能够毅然飞离天堂，都是因为他们选中了一个人，那个人叫"妈妈"。

每个早到的小天使之所以选中我们，是因为他们相信，我们更有能力照顾好他们。

曾经的肝肠寸断，终有一天能变得云淡风轻。那些打不倒我们的，必将成就我们！

祝福所有早来的天使，我们一起加油！

大 J

"大 J 小 D"创始人、育儿畅销书作者

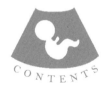

CONTENTS

目 录

CHAPTER 3　早产儿日常护理

CHAPTER 4　喂　养

CHAPTER 5　生长发育

CHAPTER 6　早期教育

CHAPTER 7　父母经

CHAPTER 8　父母情绪

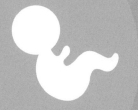

关于早产儿和足月小样儿

CHAPTER 1

◆ 基本概念

▌早产

早产儿

早产儿是指胎龄不满37周出生的婴儿。

我国《早产儿保健工作规范》将早产儿分为：

● 低危早产儿：胎龄≥34周且出生体重≥2000克，无早期严重合并症及并发症、生后早期体重增长良好的早产儿。

● 高危早产儿：胎龄<34周且出生体重<2000克，有早期严重合并症或并发症、生后早期喂养困难、体重增长缓慢等任何一种异常情况的早产儿。

掌欣备注

我国早产发生率大约为7%，早产已成为我国婴儿死亡的首位死因。

全球每年大概有1500万早产儿出生。美国女孩赛比（Saybie）是目前世界上出生体重最低的早产儿。2018年12月，赛比在妈妈肚子里仅待了23周零3天就匆匆来到人世，出生体重仅245克。2019年5月，经过5个月治疗的赛比平安出院。

在中国，出生胎龄23周零6天、体重400克的小海草，刷新了出生体重最低的新生儿纪录。

早产的原因

引起早产的原因有很多，多胞胎，以及宫内感染、糖尿病、高血压等疾病都有可能引起早产。但早产通常没有明确的原因，也就是说，早产在大多数情况下就是概率事件。

2018年，掌欣联合国内15家自媒体机构开展了一项针对早产儿家庭状况的问卷调查。结果发现，88.38%的早产儿家长出现过"宝宝早产是自己的错"的内疚情绪，其中39.09%的家长对此坚信不疑。

这时候，掌欣想和处于内疚中的家长说："大多数早产是没有原因的，不要多想。"看看宝宝吧，这个一出生就开始拼尽全力奋斗的小斗士，需要的不是"对不起"，而是"前面还有很多困难，我们要一起加油"。

不可否认，早产儿确实比足月儿面临更多风险，养育困难也更多，但经过科学的养育和早期干预，绝大部分早产儿都能在2周岁前赶上足月儿。

前路或许崎岖，但未来可期，加油！

▌足月小样儿

足月小样儿

足月小样儿是指足月出生而出生体重小于2500克的新生儿。

足月小样儿的发生原因

足月小样儿的发生通常是由于宫内发育迟缓所致。

造成宫内发育迟缓的原因主要有：母亲疾病或营养不良、胎盘功能不全、染色体异常或其他先天性异常、感染、烟酒或某些药物影响等。

也有一些新生儿出生体重低是因为遗传，比如爸爸妈妈或者祖辈比较瘦小，孩子就有可能出生身长和体重数值偏低。

▌矫正月龄

矫正月龄

矫正月龄是指早产宝宝按照预产期计算的月龄。

比如，一个出生胎龄31周的宝宝现在已经出生15周了，按照足月40周计算，这个宝宝提前了9周出生，那么矫正月龄就是15-9=6周。也就是说，宝宝现在的矫正月龄是6周。

矫正月龄的目的和用途

宝宝在妈妈肚子里发育是有固定规律的，宝宝提前出生时，没有发育好的部分不会一下子全部发育完全。

我们不能用早产宝宝的出生月龄对照足月儿在同月龄时的发育情况，而是要用矫正月龄来对照。多给宝宝点时间来追赶生长吧。

早产宝宝出生早期，体重、身长、头围、运动发育、智力发育等都需要按照矫正月龄进行评估。辅食添加时间也要参考矫正月龄。

矫正月龄的应用时间

大多数早产儿在2岁时就可以不再用矫正月龄了，因为到了这个年龄段，几周或者几个月的差异已经不明显。

但是，停止使用矫正月龄并没有固定时间，有些早产儿可能在2岁前和足月儿的差距就已经不明显了，有些早产儿则需要更长时间。一般来说，出生胎龄小于28周、出生体重低于1000克的早产儿，在进行生长发育评估时，使用矫正月龄的时间可以到3岁。

孩子生长发育是有个体差异的，评估标准也有一个比较宽泛的范围，在这个范围内都是正常的。

很多时候，别的孩子会做的动作、行为，自己的孩子还不会做，会让你感到焦虑，担心孩子发育迟缓。这时，如果医生说孩子发育正常，请你相信医生，不要随意相信网上那些信息和来源不清的言论。

足月小样儿不需要用矫正月龄

足月小样儿不需要使用矫正月龄来评估生长发育情况。一般来说，足月小样儿出生以后也会出现追赶性生长，大多数最终会达到正常足月儿水平。

常见问题

Q ｜ 早产宝宝会脑瘫吗？

A ｜ 儿科专家鲍秀兰在《婴幼儿养育和早期干预实用手册（高危儿卷）》中提到，早产儿脑瘫的发生率约为3%。

脑瘫的发生率与出生胎龄、宫内发育情况、出生时是否窒息或缺氧，以及营养状况等多方面因素相关，但早期干预可以有效降低早产儿脑瘫发生率。

2001～2004年，全国29家医院联合进行过"降低早产儿脑瘫发生率"的研究。结果显示，经过干预的早产宝宝，1岁时脑瘫发生率为0.94%，而未进行干预的早产宝宝脑瘫发生率为3.55%。有效的早期干预能将脑瘫发生率减少约70%。

所以，尽管早产儿发生脑瘫的风险高于足月儿，但如果早发现、早干预，脑瘫的风险是可以避免或减少的。

Q ｜ 早产宝宝将来会比足月宝宝笨吗？

A ｜ 《婴幼儿养育和早期干预实用手册（高危儿卷）》中提到，早产儿智力低下的发生率为7.8%，早期干预可以有效预防智力低下。

我国一项有关"早期干预预防智力低下"的研究发现，经过早期干预的早产儿，在2岁时全部达到甚至超过正常儿的智力水平。而未进行干预的早产宝宝，平均智力低于正常儿，且有6.7%的宝宝在2岁时仍智力低下。

掌欣发布的《中国早产家庭蓝皮书》中报告，近71%的早产儿家长表示孩子完全不需要进行康复，另有18.04%的早产儿顺利完成康复，达到正常水平，两者占比约90%。

这一方面说明绝大部分早产儿无须专业的医学康复，就可以正常追赶足月儿。对需要康复治疗的早产儿，只要坚持正确的干预，绝大部分最终也能完成追赶。

另一方面还要提醒早产儿的父母，对早产宝宝的定期随访是非常必要的，尤其是1岁以内。只有定期进行生长发育监测才能及早发现一些异常苗头，尽早干预、科学养育，才能真正赶上足月儿的水平。

Q | 早产宝宝体质更弱吗？

A | 总的来说，早产宝宝比足月宝宝更容易生病。一般情况下，早产宝宝先天发育比不上足月宝宝，这是不可否认的。

科学喂养可以弥补先天不足，运动锻炼可以增强体质。但是，有一些早产儿家长在养育过程中出现过度保护行为，比如生活用具过分消毒、不让孩子与外界接触、不让孩子充分运动等。这些不利于孩子健康发展，反倒让孩子容易生病。

所以，早产儿家长要记住，按矫正月龄计算，大部分早产儿和同龄足月儿的养育区别不大，不要过分溺爱。

Q | 早产宝宝更难喂养吗？

A | 喂养困难是早产儿和足月小样儿普遍存在的问题，这主要与他们消化系统发育不成熟、各种消化酶含量和活性低等因素有关。出生胎龄越低、出生体重越轻的宝宝，出现喂养困难的概率越大。

如果你的早产宝宝难喂养，请咨询专业医生，以获得针对宝宝的最佳喂养方案。

记住，喂养困难不是宝宝的个性导致的，而是宝宝的发育还不完善，你需要保持耐心，静等花开。

掌欣备注

2013年，湖北省妇幼保健院儿童保健科在对来自全国69个市（县、区），年龄在6~24月龄的4017名婴幼儿的喂养行为进行调查研究后发现，家长掌握越多的正确喂养知识，喂养困难发生的概率越低。所以，早产儿家长要尽可能做到：

- 学习科学的喂养知识；

- 尊重宝宝的个性，让宝宝自己决定吃多少，不要过度喂养；

- 重视喂食过程中的亲子互动，尽量让吃饭成为轻松愉快的事情。

◆ 宝宝出院后的复查

根据出生情况的不同，早产儿出院后需要做的检查也不一样。

一般来说，早产儿出院后的前6个月，需要每月复查一次；6个月以后，根据宝宝情况，医生决定复查频次；1岁以后，每3～6个月复查一次，直到2岁或3岁。

复查通常包括如下内容：

- 检查宝宝的体重、身长、头围；

- 检查宝宝的运动智力发育情况；

- 视情况检查血常规；

- 视情况做眼底筛查和听力检查；

- 其他个体化检查。

家长需要重视宝宝的复查，不能因宝宝健康状况稳定就不去医院随访，以免耽误宝宝的生长发育，得不到及时的指导和治疗。

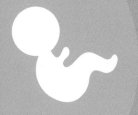

住院期间

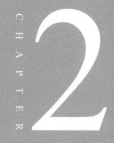

CHAPTER 2

◆ 走进新生儿科

在我国乃至全球，早产的发生率正在不断提高。当医生判断孕妇有早产的可能，或者早产真实发生时，新生儿科医护人员就会参与到救治过程中来——有些早产宝宝会在新生儿科度过人生最初的几个月，这往往是一场硬仗。

普通老百姓对新生儿科是相当陌生的，只有刚出生的宝宝遇到了问题，才知道有这么一个科室。

从医学定义来说，新生儿期指的是从脐带结扎到出生后的第28天。顾名思义，新生儿科就是为这些孩子保驾护航的科室。

新生儿科的工作可能向前延伸，与产科密切合作，在孕期为某些存在风险的胎儿进行评估，在分娩时负责危重新生儿的复苏抢救，并将有早产、出生缺陷及其他病理性问题的新生儿收到新生儿科进行抢救及治疗；新生儿科的工作也可能向后延续，对一些经过治疗出院却仍需要定期监测的孩子，提供出院以后的随访管理。

对于早产宝宝，新生儿科往往是他们在这个世界的第一个战场。新生儿科的医护人员与宝宝的父母家人，是他们在这场生死之战中最重要的战友。所以，掌欣要诚恳地向每一个早产儿家庭呼吁，充分地信任、理解、配合新生儿科的医护人员，这对于救治和帮助宝宝顺利闯过早产难关非常重要。

本书有幸请到中国医师协会新生儿科医师分会科普专业委员会的专家

参与创作，为科普贡献力量，让家长和医生增进理解，使孩子得到更好的帮助。

掌欣期待每个早产宝宝的家长都能够通过这个章节，对宝宝在出生后遭遇的困难、对新生儿科医护人员的工作有更多的了解。唯有如此，我们与早产的这场硬仗，才会赢得更快、更好。

◆ 认识 NICU

（文◎赵智：陕西省人民医院新生儿科）

很多早产宝宝一出生就要住进NICU。NICU是什么？里面究竟什么样？该如何与医生沟通并配合工作？下面我们就来全面了解一下。

▌基础知识

NICU是neonatal intensive care unit的英文缩写，中文名称叫作新生儿重症监护病房。正因为NICU是集中治疗危重新生儿的病室，所以相比普通新生儿病房而言，需要更强的医护技术力量、更多的护理人员和现代化仪器设备。

在NICU里，医生每天会针对宝宝的情况动态调整治疗计划，并且和护士沟通宝宝一天的状况，交代护理要求，例如，是否需要加奶、是否需要进行一些检查等。护士会密切监测宝宝的心率、呼吸、体温和病情变化，随时清理口鼻部的分泌物，并定时输液、喂药、喂奶、换尿布。除此之外，洗澡、抚触也是护士工作中必不可少的一个环节。

值得一提的是，一开始大多数住进NICU的宝宝都不会自己吃奶，护士需要通过胃管一点一点地喂。如果某一天，你的主管医生告诉你，已经开始训练宝宝自己吃奶了，那么恭喜你，宝宝出院的日子不远了。

为了减少并发症，降低新生儿的死亡率，NICU里除了有医生和护士的专业照护外，还有许多仪器设备为宝宝的健康保驾护航。

新生儿暖箱

新生儿暖箱是NICU的"标配"。新生儿暖箱与外界相对隔离，可以提供一个空气洁净、温湿度适宜的环境，是宝宝的一个"独立房间"。

由于早产儿的免疫系统在出生时还没有发育完全，感染的风险较高，因此所有医护人员在进入NICU时都要经过多次、充分的洗手，以避免外界细菌被带入病房感染宝宝。而新生儿暖箱是在此基础上又加的一道保险，使防护措施更加到位。

医院也会定期给宝宝更换暖箱并进行消毒，有效预防感染的发生。

心电监护仪

心电监护仪可以对病情危重的宝宝进行持续不间断的心率、呼吸、血压、脉搏及经皮血氧饱和度的监测。一旦宝宝的心率、呼吸或者血氧饱和度有异常变化，心电监护仪就会发出警报，让医生和护士在第一时间发现异常，并给予积极处理。

呼吸机

呼吸机是NICU中的"选配"设备，当早产儿肺部发育不成熟或新生儿存在肺部疾病不能自主呼吸时，就需要用到它。

呼吸机分为有创呼吸机和无创呼吸机。无创呼吸机不需要对身体造成创伤，通过鼻面罩，经鼻进行通气，由此起到辅助呼吸的作用。有创呼吸机需要经口气管插管，由呼吸机提供通气支持。

上面列出的是在NICU中最常见的三种重要设备。其实，根据宝宝的自身特点和疾病的不同，NICU在不同时间段所应用到的仪器设备也是不同的。

▌留置针和PICC

大部分进入NICU的宝宝都需要静脉补液或者静脉输注药物治疗。这时候，开放静脉通路首选静脉留置针。

早产宝宝由于胃肠道发育不成熟，短期内不能经口摄入足够能量，预估静脉输注营养的时间较长，医生就会选择留置PICC。PICC是peripherally inserted central venous catheter的英文缩写，中文名称叫作经外周静脉穿刺的中心静脉导管（简称"外周中心静脉导管"）。这是一种利用导管从外周浅静脉进行穿刺，循静脉走向到达靠近心脏的大静脉的置管技术，为早产儿，特别是极低、超低体重儿提供了较长时间的静脉治疗通道。

可以说，这种技术是早产宝宝的"救命稻草"。它既可以让宝宝免受多次穿刺的痛苦，又可以输注渗透压较高的液体，减少药物渗漏所致的皮肤感染和坏死，同时缩短住院时间，减少医疗费用，有效提高了早产儿的成活率和生命质量。PICC是救治新生儿的有效生命通道，也是救治危重新生儿、早产儿的重要支持技术之一。

为了保护早产儿、避免感染，大多数医院都有NICU谢绝探视的规定，有的只能隔着玻璃或从摄像头看看自己的孩子。相信爸爸妈妈肯定会非常焦虑、担心。但换个角度想一想，宝宝住在NICU里，接受的是最专业的"多对一"服务，还有高精尖的仪器设备和医疗技术保驾护航，所以宝宝所处的是最安全的地方。

掌欣备注

很多早产儿或者极低体重出生儿的家长一听说孩子进了NICU，心理就先崩溃了……其实，NICU不是洪水猛兽。2020年掌欣采访了全国数十位新生儿科的医生，他们每天生活、战斗在NICU，当中很多人都告诉掌欣，新生儿科是一个工作量大、风险大、收入水平却并不高的科室。但是，新生儿科有一个非常让他们钟爱的特点——充满了希望，充满了生命的力量。

NICU里救治的孩子，出生时可能只有几百克，也可能遭受着各种各样的危机。但他们有世界上最顽强的生命力，从来不抱怨、不放弃，一心一意地长大、战斗、生存。NICU是充满了生命的"洪荒之力"的地方。

在这种生命力的推动下，绝大部分孩子都会一天天长大，最后出院去迎接全新的人生。

每一个早产宝宝都是一个生命的奇迹。他们顽强得像一粒种子，顶破头上的冻土，推开挡道的碎石，拼命地向上去找寻阳光。父母的勇敢坚定与NICU医护人员的不懈努力，就是他们生命的阳光！

▍与 NICU 医生有效沟通的方式

（文◎张又祥：广州市第一人民医院新生儿科）

在宝宝出生前，父母常满怀期待和憧憬。如果宝宝出生后被立即转到NICU，父母往往觉得很突然，紧张、担忧、焦虑、抑郁、暴躁等一系列负面情绪随之产生。在这种特殊时刻，父母要保持良好的心态，及时与

NICU医护人员进行有效沟通，以期达到事半功倍的效果。

孩子住进 NICU，家长特别害怕、特别紧张

宝宝住进NICU后，几乎所有父母都会感到害怕、紧张。从心理学角度讲，人们产生恐惧的主要原因之一是对某人、某事、某物等不了解。因此，父母需要做好三件事：尽快了解NICU的情况、了解NICU的医护人员、了解自己孩子的病情。如果这家NICU的公信力高、医护人员专业素养强、当地群众口碑好，家长就不必过于担忧。要知道，这个世界上除了你们之外，没有人比NICU的医护人员更希望你的宝宝健康地活下去！

掌欣备注

孩子进了NICU，父母不害怕焦虑的情况几乎不存在，可医生真的太忙了，他们即使很愿意安慰家属，也没有时间和精力来做。你的恐惧、焦虑等一切的情绪，掌欣都愿意分享，愿意分担！来找我们说说吧，我们一直都在！

判断这家医院的 NICU 适不适合自己的孩子

要精准判断某家医院的NICU是否适合自己的孩子，确实有些难度，因为这涉及宝宝的病情与NICU是否匹配的问题。家长既要知道孩子的病情，也要了解NICU的具体情况，还要考虑自己的需求。

通常来讲，如果孩子的病情既不复杂也不严重，那么绝大多数NICU都可以应付自如。也就是说，如果孩子的病情比较复杂或者比较危重，而医院的NICU技术水平不是特别强，家长就需要尽快同NICU主任进行面对面的沟通，确切地了解孩子的病情，特别是征求主任的诊疗建议，再做出

是否转院的决定。

"没有金刚钻，不揽瓷器活儿。"正规的公立医院都是非营利性的，医护人员的首要目标永远都是孩子的生命健康。NICU的主任不会去冒险做自己力所不及的事情，他的建议往往是中肯而值得信赖的！

和医生沟通的过程中，有些话听不懂很正常

优秀的高中毕业生进入医学院或医科大学后，都必须接受5~8年的系统培训，只有全面掌握医学科学的基础知识并通过每门功课的考试才能毕业。他们再经过择优录取进入国家指定的规范化培训基地，完成3年的规范化临床技能培训，全国统考合格才能成为一名执业医师。

建立执业医师培训制度，一方面是因为生命至高无上，半点马虎都不能有；另一方面是因为医学是一门专业性很强的科学，需要长时间积累才能掌握。

普通人听不懂深奥的医学知识是正常的。如果在和医生沟通的过程中，家长有些话听不懂，可以请谈话医生换另一种通俗易懂的方式表达。其实，家长只需要大概知道孩子有什么病，以及他们如何处理就可以了，要学会信任医生。

掌欣备注

不推荐家长在网上搜索疾病信息，以免病急乱投医，耽误孩子病情。要相信医生，这是最重要的。

遇紧急情况，医生可能会随时通告病情

孩子一旦出生，就意味着将作为独立的个体迎接新环境的各种挑战。对于这些脆弱的生命来说，吃喝拉撒睡都是难题，都需要细心呵护。而那

些患有疾病尤其患有危急重症的宝宝，就更加险象环生、步步惊心了！他们的病情随时可能恶化，医护人员会及时发现，并当机立断地采取紧急措施来挽救孩子的生命。

因此，NICU医护人员通常的做法是一边电话告知家属病情，一边进行紧急救治。为了及时沟通，家属需要24小时保持电话畅通。若家长接到NICU电话，尤其是在非正常上班时间或半夜，往往意味着孩子发生了紧急情况，需要家长进入紧急状态。

医生的沟通时间太短是不得已

家长跟NICU医护人员打交道的时候，总觉得医生说话速度很快，动作也很快，脑子还没有弄明白，就签了一堆知情同意书。所以，家长总想给医生打个电话问问清楚。

NICU对人员、设备的配置和环境要求都远远高于普通病房，一间50张病床规模的NICU最多配置6～8名医生，除了下乡扶贫、上下夜班、外出学习培训和休假的人员，日常在班的住院医生约3～5人，平均每人要负责10～15名患儿。

医生们当天必须完成如下工作：参加早晨的交接班会议，听取前一晚值班医生护士的重要病情汇报；全面掌握每位宝宝前一天包括吃、喝、拉、撒、睡、病在内的全部变化；对每一位宝宝进行从头到脚的全身体检；查看各种化验检查结果；按每位宝宝当天的实际体重计算出该患儿当日的液体、营养素、维生素、微量元素等的需要量；调整抗生素等药物的使用品种和剂量；逐项地开出长期和临时医嘱；调节呼吸机参数和监护仪参数；完成各种高难度的穿刺操作；与上级医生一起讨论患儿的诊疗方案和计划；将全天的各种工作客观准确完整地记录在病历中；接收新患者并立即安排诊疗工作；安排出院或转院的患者；与家属谈话、签署知情同意书；下班前要向值夜班的医生交代自己管理患者的情况；等等。

医护人员的工作量非常大，工作强度和压力也就可想而知了。吃不上饭、连续加班工作则是家常便饭。所以，医生最希望的是把自己有限的精力和心思尽可能多地放在对患儿的医疗工作上。家长对此要给予理解，既然把宝宝交给NICU的医生护士，就要充分信任他们。他们一定会尽全力帮助宝宝渡过难关，尽早回家。

掌欣备注

我国医疗资源非常紧张，尤其有危重新生儿救治能力的医院，医生们都恨不得跑步去抢救一个又一个孩子……虽然医院也在不断提升对家属沟通的重视程度，但是医生的首要工作还是治病救人，面对这么多的家长，谈话时间是有限的。

如果真的觉得沟通不够，有些医院有专门的社工，也有掌欣这样的公益组织可以帮助大家，促进交流。总之，"没有消息可能就是最好的消息"，不怕，稳住！

配合医生的最佳方式

NICU的医护人员都非常繁忙，时间特别宝贵，有些决策必须家属配合。那么，他们希望家属配合的事情是哪些呢？

首先，他们最希望的是获得家属的信任：相信他们的专业素养、职业道德与操守；相信这个世界上，除了家属，没有人比他们更爱宝宝，更希望宝宝能够健康地活下去。这也是最重要的一点。

其次，他们希望获知：家属最担心的是什么，或者说最不能接受的底线是什么；经济上的、时间上的、预后（治疗结果）上的困难或期待有哪些；等等。如果家属能够预先列出重要事项的清单，并明确地告知他们就再好不过了。

最后，他们希望家属能够快速决断。"时间就是生命"，如果家属能快速地做出决断，特别是正面的决断，他们就会抓住良机，争分夺秒地救治宝宝，减少悲剧的发生。

在有些情况下，医生必须在家长决断之后才能开展下一步救治工作。尽管有些事情决断起来非常困难，但家长的决定至关重要，直接关系到孩子的健康甚至生命。家长的犹豫不决、优柔寡断，或者朝令夕改、反复不定，医生的救治工作就很难展开。

如果家长确有困难，不妨听听专业人士特别是专家的意见，这样往往有助于做出正确的决定。

各地医院关于 NICU 的探视、管理、送奶等规定的差别大很正常

各个医疗机构的资源配置，如场地、设备和人员技术等都存在很大差异。所以，在符合《中国新生儿病房分级管理制度》的前提下，各家医院会根据自己的实际情况，制定相关的具体细则。

虽然每家医院的NICU的探视、管理、送奶等规定都不同，但总的基本原则都是安全第一，兼顾便利。

如果有意见可以向上级人员或部门反映

医院是治病救人的地方，以救治生命、保护健康为第一要务。因此，医院的管理都是非常严格的，医院内部一般都有比较规范完整的管理体系和规章制度。

具体执行的部门分为院级、处（科）级、科室级。如医院办公室主要负责行政方面的管理，医务处（科）主要负责医疗制度制定、医疗质量控制等方面的管理，临床医技科室如NICU负责具体的医疗工作，等等。

各个科室之间协调配合，组成一个巨大的医疗服务网络，确保医疗工作的正常运转。

在宝宝住院期间，由于医患之间的医学知识水平相差巨大，加上受到时间、空间的限制，普遍存在医患沟通交流不足的现象，患者家属难免会对某项规定不理解，那要怎么办呢？

其实，最简单的办法就是找临床科室的主任和护士长，因为他们是各项规章制度的具体执行者，甚至是有些规则的制定者，他们对有关细则最清楚、最明白。

如果对某位医生的行为有意见，最快捷的方法也是向科主任和护士长反映，往往会得到满意的答复。如果科室层面不能解决问题，可以向医务处（科）、医院办公室提出。

掌欣备注

这个世界上压力最大的职业排行榜上必然有医生，因为他们负责的是人的生命。

当我们说医患之间要相互理解时，其实往往是医生很理解患者，因为他们从医过程中遇到了太多相似遭遇的患者。而患者和家属却很难真的理解医生，因为我们大多数人一辈子也不可能救人一命。

所以，也许大家一直觉得，医患关系间的绝对主动地位都属于医生，其实真的不是这样。

医生每救治一个患者，都是提着自己的身家性命，拼着自己一辈子的努力。实际上，他们真的没有时间去摆出最完美的微笑，找到最好的表情来面对质疑——世上一定有不好的医生、不够好的医生，但是绝大多数医生是在为患者拼命、为我们的孩子拼命，如果能够记得这点，那信任和理解真的没有那么难！

▌NICU 的日子，不是所有的问题都是问题

"宝宝到现在还在暖箱里，什么时候可以出来啊？"

"我家宝宝上周已经撤呼吸机了，今天又上了，担心死了！"

"宝宝到现在还是胃管喂养，什么时候可以自己吃奶啊？"

"医生说要给我家宝宝用抗生素，可是抗生素对身体不好吧？"

这些问题都是早产妈妈群里一直谈论的话题。其实，不是所有问题都是问题，有很大一部分都是不需要过分担忧的。

"未发育成熟"和"生病"，对于大部分早产儿父母来说是非常容易混淆的概念。

有一部分早产宝宝非常健康，只是"未发育成熟"。他们发育正常，和足月宝宝的唯一区别是，他们是在子宫外面继续发育。

但也有很多早产宝宝（尤其是出生胎龄小的宝宝）出生时是"生病"的，或者他们在住院期间"得病"了。

为什么区分这两个概念很重要呢？

因为"未发育成熟"就是时间问题，只需要在外界给予宝宝和子宫内相似的生存支持就可以了。但如果早产宝宝"生病"了，那他们的进展就会更难预测、更加缓慢，在提供生存支持外还需要提供医学干预。

属于"未发育成熟"的问题

◎ 脱水

早产宝宝的皮肤非常薄，无法很好地储存水分而容易蒸发，所以不显性失水比较多，容易脱水。好消息是，皮肤的成熟是所有器官中最快的，一般出生后3～4周就不会有这个问题了。

◎ 体温不稳定

早产宝宝的皮下脂肪含量很少，再加上大脑的体温调节中枢还没发育好，不能调节体温，所以很多宝宝都需要住在暖箱里，直到体重2000克左右。

◎ 呼吸暂停

早产宝宝的呼吸节奏和足月宝宝不同，他们呼吸没有规律，时不时还会出现暂停。停止呼吸超过20秒以上，医学上称为呼吸暂停。

胎儿肺部需要在孕36周左右才会发育成熟。很多早产宝宝提前来到这个世界，呼吸调节不正常，出现呼吸暂停是普遍的。

医生通常会给宝宝用咖啡因，刺激他们呼吸，有时也会用呼吸机。呼吸暂停一般在胎龄36周左右消失。

◎ 不能自己吃奶

吃奶需要吸吮、吞咽和呼吸三者之间的协调，而胎龄32周之前出生的宝宝，这三者还不能够完全协调配合，不会自己直接吃奶或吃奶容易呛着，所以需要管饲喂养。管饲喂养就是通过从口腔插入一根胃管，把乳汁一点点输送到宝宝的胃里。等到宝宝慢慢长大成熟，各方面能够协调得很好了，具备了吃奶的能力，才可以由管饲慢慢过渡到经口喂养。

以上是"未发育成熟"的典型问题。对此，家长不必过于担心，时间就是最好的治愈良药。

属于"生病"的问题

◎ 肺部疾病

早产宝宝由于肺发育不成熟，易患肺部疾病，如呼吸窘迫综合征。有相当一部分早产宝宝一出生就需要用辅助呼吸支持。这其中大部分宝宝经过无创通气就可以渡过难关，严重的则需要气管插管呼吸机治疗。有些胎龄不足28周的宝宝自主呼吸建立不好，需要长时间的辅助呼吸支持，不能离开氧气，这种情况属于支气管肺发育不良。

◎ 感染

宫内感染是导致早产的一个重要的原因。大部分感染来自母体。由于宝宝的免疫系统不完善，感染再小，对于宝宝来说都有可能是致命的。

一般早产宝宝出生后，医生都会做胎盘羊水的检测、血培养和血常规等来排除宝宝有没有感染。若有感染，医生一般会用抗生素。

◎ 脑出血

脑出血一般出现在生后一周，尤其是需要呼吸机支持的小胎龄宝宝易发生。

如果脑出血面积大（通常是三级和四级出血），医生会对这类孩子格外留心。因为这可能会导致一些并发症，如脑积水等。

当然，"未发育成熟"和"生病"不是孤立存在的，有时会相互影响。

例如，宝宝一开始是因为肺部"未发育成熟"而需要呼吸机支持，但长期的呼吸机支持会增加肺部感染的风险，导致肺炎发生，从而转为"生病"。

这类问题在NICU中普遍存在，它就好像是把双刃剑，呼吸机是为了让宝宝可以存活下来，但长期的呼吸机支持又会让宝宝"生病"的概率提高。

如果宝宝出现"生病"问题，家长要认真对待，并且配合医生治疗。

例如，有些妈妈反对使用抗生素，认为这对孩子以后的免疫系统不好。这就相当于明知道宝宝病得很重，却放弃了治疗。请一定记住，在NICU的日子，活下来是"1"，没有这个"1"，其他都是"0"。

◆ 早产宝宝出生后要闯的十大关卡

（文◎袁晓庆、刘玲：贵阳市妇幼保健院、贵阳市儿童医院）

早产儿出生胎龄越小、体重越低、发育越不成熟，出生后所面临的风险越大，尤其是胎龄＜32周或出生体重＜1500克的早产儿。

目前，我国早产儿出生率在7%左右，居世界第二位。虽然近年来，随着围产医学和新生儿医学的发展，越来越多的早产儿能够存活，但这些本应在母亲温暖的子宫中长大的宝宝却要在医院里经历一系列关卡，才能够顺利出院回家与父母团聚。

▍关卡一：保暖

早产儿，尤其是出生胎龄＜32周的早产儿，由于皮肤又薄又嫩、发育不完善，加之体表面积大、皮下脂肪少、体温调节功能不成熟，出生后面临的第一个关卡就是保暖。低体温直接影响宝宝呼吸循环的稳定，甚至威胁生命。

为了帮助宝宝将体温维持在正常范围，医生一般会让家长提前准备好小帽子，并预热辐射台和用来包裹的毛巾。

宝宝一娩出，医生就会立即把宝宝放在温暖的辐射台上擦干、戴上帽子，并用毛巾包裹。如果是出生胎龄<32周的早产儿，医生会将宝宝放进食品级的塑料袋或保鲜膜中包裹，防止热量和身体水分的散失。

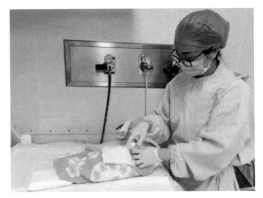

图2-1

待呼吸稳定后，宝宝会被抱入预热好的转运暖箱，由医护人员护送到NICU，再被放入已经提前预热好的暖箱中。如此一来，宝宝的体温就可以稳定在36.5～37.5℃的正常范围。宝宝住院期间，护士每天都会根据宝宝的体重和日龄来调节暖箱的温度和湿度。

关卡二：呼吸

早产宝宝的呼吸中枢和肺组织发育不成熟，缺乏肺泡表面物质，并且帮助肺扩张的肌肉，如肋间肌等也发育不成熟，导致出生后肺扩张困难，使早产宝宝不能和正常孩子一样畅快呼吸。因此，早产宝宝出生后面临的第二个关卡就是呼吸。如果这个关卡闯不过，会直接导致死亡，并且出生胎龄越小，风险越大，死亡率越高。

目前，国内外专家已经达成共识，为帮助宝宝闯过呼吸关，医生会在宝宝出生

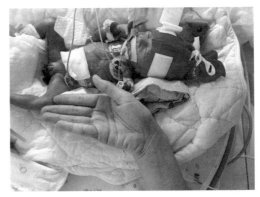

图2-2

时用T组合呼吸器帮助肺扩张。待宝宝转运到NICU后，给宝宝补充肺表面活性物质，再根据宝宝呼吸困难的程度用无创呼吸机（比如，经鼻持续气道正压呼吸、无创高频通气、经鼻双水平气道正压通气等）或有创气管插管的呼吸机来维持和稳定呼吸。

另外，为了刺激呼吸中枢，维持正常的呼吸冲动，医生还会给宝宝使用药物，如咖啡因，避免呼吸暂停的发生。

▋关卡三：循环

早产宝宝出生后要维持生命的稳定，就必须维持循环稳定，即维持心率和血压在正常范围，保证组织器官正常的灌注。因此，每个早产宝宝出生后要闯的第三个关卡就是循环。

由于早产宝宝心脏功能和肾功能还不成熟，医生每天给宝宝开具的输液量都要经过非常严格的计算，既不能多，也不能少。如果输多了，会导致心功能衰竭、肺出血；如果输少了，不能保障身体重要脏器的代谢，导致脏器损害。

因此，医生和护士每天都会根据宝宝的体重、心率、血压、皮肤弹性、尿量以及血气分析等指标决定输液量，并进行动态评估，每6～8小时对输液速度和量做调整。

由此可见，每个宝宝的治疗和护理都需要新生儿科医护团队精细化的照顾。

▋关卡四：喂养和营养

出生后，妈妈和宝宝之间通过胎盘、脐带输送营养的通道就中断了，而早产宝宝的消化道发育还不成熟，不能经口摄入足够的营养供自身发育，容易导致生长迟缓并影响神经系统的发育，因此早产宝宝出生后还需要闯喂养和营养关。

为了帮助宝宝摄入充足营养，医生在宝宝生后会立即建立静脉通道，如进行脐静脉置管，给宝宝输注葡萄糖、氨基酸、脂肪乳以及各种维生素、矿物质等。

一旦宝宝生命体征稳定，护士会在医生的指导下给宝宝进行初乳口腔护理。这一方面是让宝宝摄取母乳中的各种免疫保护因子，如溶菌素、巨噬细胞、乳酸杆菌、双歧杆菌、乳铁蛋白和干细胞等，另一方面是帮助宝宝建立肠道微生态环境，有助于宝宝今后免疫功能的正常发育。

随着宝宝日龄的增长，肠道功能日益发育成熟，医生会逐渐减少肠外营养，同时谨慎地增加进食的奶量。但早产儿非常容易发生喂养不耐受、胃食道反流以及坏死性小肠结肠炎等问题。因此，在乳类的选择上医生会首选母乳喂养。

母乳有许多配方奶不能替代的优点，如有利于宝宝的消化吸收、含有丰富的生物活性物质、可降低败血症发生的概率等。如果母乳不足，可选择捐赠母乳或早产儿配方奶。纯母乳喂养的宝宝在达到全量喂养后，还需要在医生的指导下，在母乳中添加强化剂，以便补充蛋白质、维生素、钙和铁等，让宝宝更好地成长。

▌关卡五：脑损伤

早产宝宝面临的第五个关卡是脑损伤。脑损伤的发生风险与出生胎龄成反比，出生胎龄越小，脑损伤的风险越大，尤其是出生胎龄<32周的早产儿。脑损伤的发生主要与脑血管以及脑白质的发育不成熟、极易受到损

伤有关。常见的脑损伤类型为颅内出血与脑白质损伤。

宝宝住院期间，医生和护士会采取精细化的医疗和护理措施，如注意保暖、母乳喂养、避免声光刺激、集束化护理和发育支持性护理，尽量减少对宝宝的搬动和骚扰等，并定期进行脑超声检查。宝宝出院后还需要进行随访，了解远期神经—精神发育情况，以便出现问题及时治疗和矫正。

▌关卡六：感染

早产宝宝由于机体免疫功能发育不成熟、各种抗病因子如抗体等产生不足、皮肤屏障未发育完善，加之住院期间又需要经历一些有创的穿刺、机械通气等，因此与足月宝宝相比，发生感染导致败血症的概率显著增高。

为了降低宝宝感染的风险，医护团队会制定严格的控制感染的措施，如检查宝宝前必须洗手，宝宝的物品专人专用，尽量减少接触宝宝，定期进行空气、暖箱、物品的消毒，严格控制抗生素的使用，倡导并积极推进母乳喂养，积极开展袋鼠式护理等。

▌关卡七：高胆红素血症

由于红细胞的破坏，每个宝宝出生后都会有不同程度的黄疸发生。但由于早产宝宝的血脑屏障发育不完善，胆红素极易通过血脑屏障侵犯大脑，引起胆红素脑损伤。

为了降低高胆红素血症的发生，医生每天都会对宝宝进行严密的监测和无创经皮胆红素的测定，并据此及时对宝宝进行蓝光治疗。

▌关卡八：贫血

铁是人体造血必需的原料，胎儿期铁的储备主要发生在妊娠晚期。由于早产宝宝提前出生，导致体内铁储备不足，加之住院期间需要进行一些必要的抽血检查，容易发生缺铁性贫血。

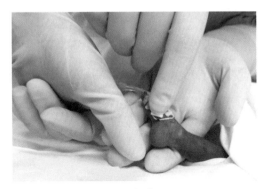

图2-3

为了减少贫血的发生，医生通常在宝宝出生的时候采取延迟脐带结扎、微量血化验等措施，并尽量减少不必要的检查。如果宝宝发生了贫血，根据相关指征，在必要时进行输血，纠正贫血对宝宝病情和生长发育的影响。在达到全奶量喂养后，宝宝要补充铁剂2~3毫克/千克体重·天至出院后1岁。

▌关卡九：早产儿视网膜病

极低或超低胎龄的早产儿视网膜发育不成熟，出生后又需要用氧或呼吸机治疗，还可能发生感染等风险，这些因素都导致早产儿发生视网膜病的风险增高，严重者可致失明。

根据国家规定，眼科医生会对胎龄<34周、体重<2000克的宝宝或临床上发生视网膜病高风险的宝宝定期进行眼底筛查，及时发现异常，避免错过最佳治疗时机。

关卡十：听力损害

　　早产宝宝发生听力损害的风险与足月儿相比更高。为了及早发现早产宝宝是否发生听力损害，在住院期间或出院之前，宝宝会进行听力筛查。一旦发现异常，宝宝就需要复查或进行脑干听力诱发电位检查，以明确是否有听力损害。

　　尽管早产宝宝出生后面临层层关卡，但相信在医护团队的精心护理与父母的关爱下，这些娇嫩的小生命一定能够成为最坚强的小勇士，一路过关斩将，健康成长！

掌欣备注

　　步步惊心，是很多早产宝宝，尤其是极早产宝宝的父母体会得最深刻的四个字。孩子甚至没有来得及看一眼，就被直接送进了NICU。在随后长达数月的时间里，父母听到的就是孩子遇到一个接一个的问题，发生了一次又一次的危机……

　　怎么那么难？没错，就是这么难。

　　这些提早出生的宝宝面对的挑战一个接一个，作为父母，我们想要孩子好起来，最重要的一项任务，就是接受事实，客观地认识到，每天都发生新问题是正常的。医生、护士都在全力以赴地救治这些孩子，而孩子也在奋力长大。

　　作为父母，我们要勇敢地站在孩子身后！

　　有关卡不可怕，有雪片般飞来的病情通知也不可怕，这些都说明孩子得到了全力救助。不要怕听到问题。生命的路途中，从来没有一帆风顺。陪着孩子一起勇敢坚强地活下去，一天比一天更努力，一天比一天更健康地活下去……

　　加油！掌欣永远陪着大家！

◆ 早产儿呼吸问题

（文◎李洪：苏州大学附属儿童医院）

"呼吸关"是早产宝宝需要闯过的最重要的关口之一。早产宝宝由于呼吸系统和器官发育不成熟，容易出现各种呼吸方面的问题。

▌早产宝宝通常会面临的呼吸问题

掌控呼吸的神经中枢功能不成熟

呼吸神经中枢功能不成熟会造成宝宝呼吸不规则，甚至出现呼吸暂停。出生胎龄越小的宝宝出现呼吸暂停的概率越高。呼吸暂停会导致宝宝缺氧，须及时予以处理。偶发的呼吸暂停通过轻微的触觉刺激即可恢复；频发的呼吸暂停则需用兴奋呼吸的药物，有时甚至需要呼吸支持。

肺泡表面活性物质产生不足

肺泡表面活性物质能保持肺泡扩张，其产生不足时易出现呼吸窘迫，这往往是早产宝宝呼吸系统面临的最大问题。

其他问题

早产宝宝其他呼吸问题有呼吸储备功能差、肌肉力量不足且易疲劳、易出现胸廓凹陷，长期治疗中易出现代谢性骨病，免疫功能不完善导致呼吸道感染等。

▌早产宝宝的呼吸支持

早产宝宝的呼吸支持方式

当早产宝宝遇到呼吸问题时，医生往往会对宝宝进行呼吸支持，帮助他们渡过难关。根据情况不同，医生会采取不同的呼吸支持方式，如氧疗（鼻导管、头罩等）、无创呼吸机及有创呼吸机。

呼吸支持可能引发的副作用

呼吸机正压通气时的副作用包括用氧的损伤、气压伤、容量伤以及对血流的影响，如早产儿视网膜病、支气管肺发育不良等。但随着认识的加深及技术的进步，通过对氧浓度的控制及通气时的肺保护策略，很大程度上已经可以预防这些副作用了。

宝宝的感受

宝宝在生病的时候本身就是很不舒服的，合理使用呼吸支持设备，加上各种人机同步技术的发展，宝宝呼吸困难得到缓解后就会安静下来。所以，不用担心孩子因为使用呼吸机而觉得痛苦。

呼吸机的使用时长与风险

小胎龄的早产宝宝在肺发育不成熟、机械通气的影响、感染、用氧、缺氧、营养缺乏、代谢性骨病等因素的共同作用下，易出现支气管肺发育不良，从而不能脱氧甚至不能离开呼吸机。病情越重，对氧的需求就越高，需要呼吸支持的水平也越高。

支气管肺发育不良容易出现一些并发症，比较严重的有肺动脉高压（造成死亡的最主要原因）、反复呼吸道感染致呼吸衰竭、因营养的高需求而致营养不良、远期出现哮喘等。但这些是因为早产宝宝发育不成熟和病情本身，而不是使用呼吸机的时间更长导致的。

需要注意的是，早产儿慢性肺病的治疗往往是一个长期的过程，而且需要家长和医生密切配合。家长要有坚定的信心及恒心，付出较大的努力，才能最终获得胜利。令人欣慰的是，随着早产儿医学的进步，许多医院开设了家庭病房，使家长能更好地参与其中，取得了良好的效果。

 掌欣备注

呼吸问题不仅是在NICU必闯的关卡，很多早产宝宝出院以后也会面临一吃奶血氧就掉、突然呼吸暂停憋得小脸发紫，或者需要带氧和监护仪出院等。如果没有提前做好准备，家长可能会非常害怕。所以，一切要提前准备，以便正确应对。相关方法可参考本书内容。

关于新生儿呼吸窘迫综合征

新生儿呼吸窘迫综合征是一种主要发生于早产儿的呼吸系统疾病，主要表现为出生后数小时内出现越来越严重的呼吸困难。其发生率与出生胎龄成反比，即出生胎龄越小越容易出现。近年来新生儿呼吸窘迫综合征发病率有所上升，因为随着医疗水平的提高，可救治的极、超早产儿越来越多。

新生儿呼吸窘迫综合征的发生原因

肺泡是呼吸的基本单位。肺泡在表面张力的作用下会趋向萎陷，这时候人就会呼吸困难，也就是出现了呼吸窘迫。

为了对抗肺泡表面张力的作用，肺泡上皮细胞会合成肺泡表面活性物质，避免肺泡萎陷。肺泡表面活性物质在孕24周左右开始合成，到35周迅速上升，所以出生胎龄越小的孩子肺泡表面活性物质越不足，越容易出现呼吸窘迫。

引发肺泡表面活性物质减少的原因还包括妈妈患糖尿病、感染及择期剖宫产等，但早产始终是主要原因。

防治新生儿呼吸窘迫综合征

新生儿呼吸窘迫综合征应采用综合手段进行防治，如产前使用糖皮质激素进行预防、出生时肺泡表面活性物质替代治疗及持续气道正压通气、氧疗及其他呼吸支持技术的使用。这些手段都可以减少新生儿呼吸窘迫综合征及其并发症的发病率，或降低症状的严重程度。

◆ 早产儿消化问题

（文◎殷张华、陈妍：上海新华医院）

早产儿出生后，身体各器官都还未发育完善，无法适应宫外生活，容易发生吐奶、腹胀等喂养不耐受的情况，或出现排便困难等。为什么早产儿容易发生喂养不耐受？应当如何护理？排便问题又该如何解决呢？

▌喂养不耐受

喂养不耐受有以下表现：

- 喂奶后发生反流或频繁呕吐（≥3次/天）；

- 奶量减少或>3天奶量不增；

- 胃内含有咖啡色物质；

- 大便隐血阳性；

- 管饲喂养时，胃潴留量>5毫升/千克体重或大于上次喂养量的50%。

究其原因，主要是早产儿胃容量小、胃肠功能发育不成熟，吸吮—吞咽—呼吸不协调，加上消化道蠕动收缩幅度、蠕动速度及食管括约肌压力均降低，胃排空延迟，易发生胃食管反流。

另外，早产儿胃酸分泌少，肠黏膜渗透性高，肠道免疫力差，抗体水平低，因此易发生感染，甚至导致坏死性小肠结肠炎。而长期依赖静脉营养，缺乏肠内营养物质的刺激，会削弱胃肠道屏障功能和结构的完整性，降低胃肠道激素的分泌，抑制肠黏膜的生长和消化酶的活性，进一步削弱宝宝对营养素的消化吸收能力。

▌喂养不耐受的护理方法

提倡无严重并发症的早产宝宝出生后尽早开奶（24小时以内为宜），以利于胃肠道血流供应，促进蠕动，并增强胃肠道的免疫和消化能力。若开奶时间延迟超过48小时，将显著增加喂养不耐受发生率。

早产宝宝的喂养方式首选母乳。母乳是宝宝出生后最符合生长发育要求的营养来源。早产儿妈妈的母乳中的营养素具有最佳的生物利用度，蛋白质含量高于足月母乳，以满足早产宝宝快速生长的需求。早产母乳中还含有多种激素及活性肽，促进胃肠功能成熟，增加消化道的吸收能力，促进胃动素和胃泌素分泌。更重要的是，母乳含较多乳铁蛋白、溶菌酶、免疫活性细胞和免疫球蛋白等，可发挥免疫调节作用，大大减少感染的发生，增强宝宝的抗病能力。

因此，应尽早给予早产儿母乳喂养。早期可微量喂养，再根据宝宝的耐受情况，逐渐加量，最终达到全肠内营养。

近年来的研究认为，早期非营养性吸吮对促进早产儿胃肠道功能成熟有很好的帮助作用。新生儿喂养过程涉及多种生理反射，包括吸吮、吞咽、伸舌及呕吐反射等，任一反射发育不成熟，都将会出现喂养困难。而早产儿在肌肉张力、耐受性和吸吮—吞咽—呼吸协调方面与足月儿存在显著差异，这使早期喂养变得困难重重。

使用安抚奶嘴进行非营养性吸吮可以刺激早产儿口腔发育，促进吸吮反射形成，帮助更好地经口喂养，同时有助于维持较稳定的心率和氧合等生理状态，增加肠道激素分泌，减轻早产宝宝在医疗操作过程中的不适感，促进神经系统发育等。诸多优势都证明，在早期早产儿管饲期间进行非营养性吸吮是科学合理的方法。

另外，可以采用抚触疗法给早产儿良性刺激。为早产宝宝进行抚触时，感觉会通过体表的触觉感受器和压力感受器，由脊髓传到大脑。大脑发出的信号兴奋迷走神经，调节生长激素、甲状腺素、胰岛素分泌水平，促进蛋白质、脂肪、糖原合成，同时可诱发排便，减少腹胀、便秘的发生。

近年来提倡的袋鼠式护理通过母婴皮肤接触，有利于早产宝宝生命体征的稳定，促进胃肠动力功能，增加奶摄入量，减少胃内残留。同时，袋鼠式护理还可促进宝宝睡眠，减少哭闹，降低热量消耗，加速体重增长和疾病恢复。

▌早产儿便秘

早产宝宝以功能性便秘较为常见，俗称"攒肚"。这可能与早产儿消化道蠕动功能较弱、动力不足、食物在胃肠道内运输时间长有关。而且，早产儿进奶量较少、身体活动少，也不利于粪便排出。

适当的腹部按摩对排便能起到一定的改善作用。家长可在医护人员的指导下，以肚脐为中心，顺时针方向稍加用力旋转抚触。每天按摩2～3次，每次5～10分钟。

此外，建议尽量以母乳喂养为主，因为母乳喂养的早产宝宝排便次数和排便量通常高于人工喂养儿。

随着宝宝逐渐长大，特别是添加辅食后，培养良好的排便习惯尤为重要。爸爸妈妈可在宝宝进食结束后，安排固定的排便时间，加强排便反射形成，帮助宝宝规律排便。至于早产儿益生菌的使用，目前医学界还存有一些争议，需要日后进一步研究。

总而言之，早产宝宝的胃肠道功能不成熟，容易出现吞咽不协调、喂养不耐受和排便困难等消化道问题，需要医护人员和家长给予更多的耐心与呵护，来帮助这些小天使顺利度过人生的早期阶段。

 掌欣备注

我的孩子为什么还不能正常吃奶？他吃一点就胀肚。难道吃奶不是孩子天生的技能吗？

对于早产尤其是极早产宝宝来说，吃奶和呼吸都不是天生就应该会的。他们本来应该待在恒温恒湿、舒适无比的子宫里，不需要自己呼吸、自己吃东西，一切都有胎盘和脐带24小时无限制供应。

认清这一点，大家就会理解，住院期间，宝宝不能自己吃东西或者消化遇到困难，都是很正常的。

有些宝宝出院时都不满预产期，出院后的很长一段时间里，吃奶都不会太顺畅。家长要用正确的心态等待孩子长大。

◆ 早产儿感染问题

（文◎杨萍：宁夏医科大学总医院　　鸣谢◎张军：中山大学附属第一医院儿科）

宝宝住院时，可能会有医生告诉爸爸妈妈，现在宝宝状态不好，感染了。如果遇到这种情况，一定要重视，信任医生并配合治疗。

感染指病原体（病原微生物或寄生虫等）侵入人体，生长繁殖，引起病理反应，对人体造成伤害。

病原微生物除了我们熟知的细菌，还包括病毒、支原体、螺旋体、衣原体、立克次氏体等。现在最先进的检测技术已经能检测出约2万种病原微生物。

当病原微生物攻击人体的时候，人体的免疫系统会运用物理阻隔（皮肤黏膜等）和生物学攻击（抗体+细胞因子等），摧毁病原微生物。

但如果微生物较多、免疫系统功能较弱，人体就会被感染。感染程度轻的时候，反应不明显。随着病原体不断繁殖，各种症状涌现，人体会受到严重威胁。

▌宝宝在 NICU 感染的原因

NICU虽尽可能按照医疗规范做了消毒，但很难做到完全消除病原体。

早产宝宝的免疫功能不成熟，免疫系统存在生理性缺陷，所以本身就更容易感染。而且，早产宝宝出生胎龄越小、体重越低，需要的医疗帮助就越多。比如，气管插管、静脉输注等操作也会增加感染的风险。

医院会让宝宝居住的环境保持洁净，每天清洁暖箱及周围物品、更换铺单，定期更换暖箱，医护人员严格执行手卫生、无菌操作等，但也不能完全避免宝宝的感染风险。因为我们的环境中，微生物无处不在，和人类共生并存，其中许多条件致病菌对成人不会造成伤害，而对早产宝宝就会导致感染发生。

因此，早产宝宝在NICU难免会接触到有害的病原微生物，加上自身免疫力低、合并症多、医疗上的有创操作等因素，就会让宝宝发生感染。

▌感染的危险性

每种感染都很危险。感染如果控制不住，可能会给宝宝留下后遗症。

肺部感染可能影响到宝宝的肺发育，脑部感染会影响宝宝的神经发育，肠道感染可能导致宝宝营养不良、坏死性小肠结肠炎（严重的可能会有腹膜炎、肠穿孔等）等。在不同地区、不同医院的NICU，脑部、肺部、肠道感染的发生率都有差异，且感染的常见病原体也不同，宝宝还有可能多个部位同时感染，所以时刻都不能掉以轻心。

▌抗生素的利弊

关于用药和治疗，医生会权衡利弊，选择最优方案，并观察后续反应，及时调整治疗方案。

宝宝感染了不一定会用到抗生素，只有细菌感染才会用抗生素。医生会通过留取宝宝的血液、痰液、尿便甚至脑脊液去查明感染的病原体是哪种，再根据宝宝的症状、病情变化，给予抗感染药物治疗。

长期使用抗生素会给宝宝带来什么损伤呢？抗生素的种类不同，引起的副作用也不一样，而且每个宝宝发生副作用的可能性和程度也不一样。目前新生儿能使用的抗生素，大部分需要经过肾脏代谢，还有一部分通过肝脏、胆汁等代谢，医生在使用时会监测宝宝的肝肾功能，尽量避免和及时处理各种副作用。

即便是足月新生儿，自身的免疫系统也没有发育完善。大概到12周岁，孩子免疫系统才差不多发育得与成人类似。所以，一个刚刚落地的孩子出现感染，是极其正常的情况。

如果足月宝宝免疫系统战斗值是0，那我们可将早产宝宝理解为负数。一些对于足月宝宝没有影响的微生物或者物质，都可能对早产宝宝造成威胁。

NICU已经是能够给早产宝宝提供最大限度保护的地方了，但NICU不是妈妈的子宫，这种保护不是万全的。当一个孩子提前降生时，父母在揪心难过的同时，一定要问自己，我能够陪他打这场生存之战吗？

既然是以死相搏，那孩子反复感染，一而再、再而三地被下病危通知，都是可能的。

事实是，我们的小勇士，每天的每次呼吸、每次心跳都要战斗。他们就是在与这个世界上无处不在的各种威胁以命相搏，医护人员也在全力支持他们、守护他们，帮助他们打赢人生之初的每一场战斗。

每一场战斗都可能有危险，而危险不是阻碍我们继续战斗的理由，我们只要决定了要勇敢，就要成为孩子最顽强的战友、最坚强的后盾，以及医护人员最坚定的支持者。

掌欣想对那些反复收到病危通知的妈妈说，小小的孩子反复病危，但是他从来没有一刻抱怨，他就是用命去拼，毫不迟疑。而你觉得是在吓你的医生、护士，一次又一次把孩子从病危的状态中拉回到生命的希望里……

难道害怕的同时，我们不应该感激生命、敬畏生命，像早产宝宝和这些医生一样，少点负面情绪，多点奋勇前进吗？

◆ 早产儿心脏问题

(文◎胡劲涛：中南大学湘雅二医院新生儿科)

早产宝宝出生后，家长总会问，孩子的心脏到底有没有长好，什么检查能一次诊断清楚，万一心脏真的有问题该怎么办呀，等等。下面我们就说说关于早产宝宝的心脏问题。

胎儿原始心脏于胚胎第2周开始形成，第4周起具有循环功能，第8周内部分隔基本完成，成为四腔心脏。先天性心脏畸形的形成主要在此时期。在检查出心脏问题时，有些情况可以随着宝宝的成长自愈消失，有些则需要马上进行手术治疗。

卵圆孔未闭

早产宝宝出生后进行早期心脏超声检查时往往会发现卵圆孔未闭合。心脏卵圆孔未闭合是较常见的儿童心脏病症，需要时间来进行闭合，有自愈性。家长不用过于着急，随着宝宝年龄的增长，大多数在1岁前心脏卵圆孔会慢慢闭合了。如果2岁后卵圆孔仍未闭合，则考虑手术。最佳手术时间一般在1～5岁。此症通常不需要干预治疗，动态复查心脏超声即可。

动脉导管未闭

动脉导管一般在宝宝出生之后就会出现功能性闭合。由于早产宝宝动脉导管肌层对高氧反应性差，生后不容易出现动脉收缩，因此动脉导管开放是早产儿常见的临床问题，出生胎龄越小，发生率越高。

若动脉导管未闭情况非常轻，孩子没有因此受到不良影响，就不需要治疗，等待自愈即可。但严重动脉导管未闭常引起充血性心力衰竭、坏死性小肠结肠炎及呼吸衰竭，可能危及宝宝生命，需要药物甚至手术治疗。具体治疗措施由医务人员评估宝宝病情后制定。

以上两种情况属于早产宝宝暂时性的心脏问题，多数宝宝在良好的干预后会恢复正常。对于大多数早产儿家长最担心的先天性心脏病问题，会在下面详细说明。

先天性心脏病筛查

先天性心脏病（先心病）指胎儿时期心脏血管发育异常导致的心血管畸形，是儿童时期最常见的心脏疾病。

常规的新生儿体格检查，包括观察肤色及呼吸情况、听诊心肺，就可以发现部分先心病。产前胎儿超声对于先心病的诊断非常有益，但受技术水平的限制，一些先心病未能在产前被查出。

许多复杂性先天性心脏病的宝宝存在低氧血症，尤其是危重型先天性心脏病的宝宝在生后早期即可出现低氧血症，严重时（如动脉血氧饱和度＜80%），肉眼可见明显的发绀（青紫）。但动脉血氧饱和度维持在80%～95%时，肉眼难以看出发绀，需要进行经皮血氧饱和度测定。

经皮血氧饱和度测定具有无创及准确的优点。经皮血氧饱和度＜95%或上下肢经皮血氧饱和度差异＞3%为异常情况。通过经皮血氧饱和度测定联合心脏杂音听诊，即可早期发现重症先心病。

▎先天性心脏病的患病原因

很多家长常有这样的困惑：家里人身体都挺好，没心脏病史，怎么宝宝就患上了先心病呢？其实，先心病的发生与遗传、母体和环境因素都有关。

●遗传因素包括：单基因的遗传缺陷、染色体畸变，但大多数先心病是多基因的遗传缺陷导致的。

●母体因素包括：妊娠早期宫内感染，如风疹、流行性感冒、腮腺炎和柯萨奇病毒感染等；孕母接触大剂量的放射线或服用药物（抗癌药、抗癫痫药等）；孕母患代谢紊乱性疾病（糖尿病、高钙血症等）；引起子宫内缺氧的慢性疾病；妊娠早期酗酒、吸食毒品等。

以上可能导致先心病的母体因素也是诱发早产的常见原因，因此对于早产宝宝而言，生后需要完善相关检查以协助医生确定宝宝有无先心病。

大多数先心病患儿的病因尚不完全明确，目前认为绝大多数先心病是遗传因素与环境因素相互作用的结果。

为了预防先心病的发生，需要加强孕前咨询和孕期保健。在妊娠早期积极预防风疹、流感等病毒性疾病，避免与发病有关的环境因素接触，保持健康的生活方式，及时治疗妊娠期疾病，对于预防先心病的发生均具有重要意义。

▌早产宝宝先天性心脏病的治疗

先心病的治疗包括内科治疗及心外科手术或介入治疗，由医务人员综合评估宝宝病情后选择合适的治疗方案。

需引起注意的是，危重型先天性心脏病，如左心发育不良综合征、完全性大动脉转位、主动脉离断、完全性肺静脉异位引流等，需要在新生儿期及时进行手术治疗，否则会导致宝宝夭折或严重预后不良。

对于早产宝宝而言，心脏异常是出生后常见的临床问题。但随着医学的发展，通过胎儿超声心动图及染色体、基因诊断等手段，可在妊娠早中期对部分先心病进行早期诊断，通过产前咨询及多学科合作会诊，选择最合适的干预措施，让宝宝获得更好的临床结果，将影响降到最低。

早产宝宝心脏正常与否、该如何治疗，医生会给出专业解答。只要遵医嘱哺育宝宝，每一位宝宝都会健康成长。

◆ 早产儿脑瘫问题
（文◎杨晓燕：四川大学华西第二医院）

早产宝宝出生以后有一个问题常困扰爸爸妈妈：宝宝会脑瘫吗？

脑瘫的全称是脑性瘫痪，严格意义上说不是一种疾病，而是一组症候群。脑瘫的本质是发育中的胎儿或婴幼儿脑部有非进行性损伤（不再发展变化的损伤），引起持续存在的中枢性运动和姿势发育障碍、活动受限的表现，可伴有感觉、知觉、认知、沟通和行为障碍，以及癫痫和继发性肌肉骨骼问题。

脑瘫发生的原因较为复杂，虽然早产和缺氧—缺血性脑损伤是目前公认的高危因素，但有近1/3的脑瘫患儿并没有这些传统的高危因素。

▌大脑检查异常

神经系统发育的评估是住院早产宝宝监护中最为重要的环节之一，包括头颅影像学检查（如B超、CT扫描、核磁共振成像等）、脑氧测定、神经电生理学检查（如视频脑电图、振幅整合脑电图、视觉诱发电位、听诱发电位等）、脑脊液检查等。主治医生会根据宝宝的临床需要，进行一项或者多项组合检查，以发现异常。

那么，这些检查结果的一项或几项出现异常，就意味着宝宝会脑瘫吗？

早期的异常并不代表宝宝脑瘫。这些检查本身只反映了受检当时大脑某一方面的状态。比如：脑脊液检查异常，提示存在颅内感染；视频脑电图异常，提示宝宝出现惊厥发作或有不同程度的脑损伤；头颅影像学检查异常，提示宝宝有颅内结构异常；等等。

从脑瘫的定义来看，非进行性损伤意味着大脑局部受到的损伤趋于静止，而不会减轻或者加重，所以脑瘫的确诊年龄通常在1～2岁。但早期的异常迹象可以给我们一个警示，提示宝宝出现了脑损伤。

▌检查异常的应对

要知道，宝宝的大脑可塑性极强，即使局部受损，其本应承担的功能也可由大脑其他部位替代，这正是宝宝康复的希望所在。

大脑检查出现异常，在宝宝整体耐受的前提下，及早开始进行康复评估和治疗，就可以促使还没有发育成熟的大脑"补偿"脑损伤，优化运动和认知能力，预防并发症的发生，改善预后。

对于可治性的异常，如颅内感染，积极有效、足疗程的抗感染治疗可以有效地阻止脑损伤的发生，改变宝宝的状态。

值得注意的是，并非早期大脑检查"正常"就意味着万事大吉。因为早产宝宝的大脑一直处于发育成熟的过程中，早期一些不明显的微小偏差也可能导致不良预后。

每次检查评估都只代表一个瞬时的结果，对神经系统的发育需要进行连续、动态的监测，包括头颅磁共振检查、全身性运动评估、婴幼儿神经系统检查。连续动态的评估可以帮助及早识别出脑瘫高风险的宝宝，及时转诊进行针对性的康复训练，也能改善宝宝的预后。

所以，爸爸妈妈要关注宝宝的每一次检查，万一出现异常也不必过于慌张，积极地配合治疗，和宝宝一起努力训练，康复的希望就会很大。

掌欣备注

"脑瘫"这两个字，对早产儿父母，尤其是极早产儿的父母来说，可能算得上最恐怖的一个词。

但是，新生儿的大脑有极大的可塑性。掌欣在一年之内，先后遇到过两例出生后不久就被医生告知脑瘫可能性极大的情况，一例在美国，一例在国内。但这两个孩子正常救治出院以后，大脑恢复都很好，甚至后来医生都判断说，这两个孩子不需要康复训练……

所以，出生后有脑部损伤或脑部发育相对迟缓，并不代表是脑瘫。重视这个问题最好的方法是相信医生、积极治疗、按时随访……

绝大多数孩子都会用一个奇迹来回报父母的坚定！

◆ 早产儿肌张力异常及脑损伤问题

（文◎陆娇：卓正医疗儿科/儿童保健）

▌肌张力问题

早产宝宝会有肌张力问题吗？如何判断？

肌张力指肌肉组织在静息状态下的一种不随意的、持续的、微小的收缩，以及被动活动肢体或按压肌肉时所感觉到的阻力。

简单来说，家长给宝宝活动肢体（宝宝的肢体被动地活动）的时候所感觉到的阻力，就是宝宝的肌张力。

肌张力异常包括低下或增高，是神经系统损伤的表现之一。肌张力低下的特点是，被动运动的阻力减弱，且关节过度伸展。肌张力增高的特点是，被动运动肢体时，可感受到一种异常的伸缩反应，通常被描述为"折刀感"，或者在运动范围内有"齿轮感"。

早产儿出现过发育迟滞、重度窒息、感染、需要气管插管机械通气的呼吸衰竭等并发症，在日常照料的过程中与足月儿相比，更可能出现以下神经发育障碍：认知能力受损、运动障碍、感觉障碍、行为及心理问题。其中，运动障碍就可能会出现肌张力异常的表现。而且，出生胎龄越小，这些损害发生的风险越高。

如果宝宝有异常的肌张力增高，父母可能会发现给宝宝做被动操时，宝宝会"用力顶""不配合"。注意，这个检查需要在宝宝清醒、自然、放松的状态下进行。而肌张力低的宝宝，可能迟迟不出现相应年龄段应有的运动发育里程碑。如果早产宝宝出生胎龄小（尤其是28周以下的超早产儿）或者有胎儿宫内生长异常，发现了上述可疑表现，需要留心是否存在肌张力异常。

但判断肌张力是否异常，对于经验不足的家长来说是有相当难度的，因此在发现宝宝可能有肌张力异常的情况下，需要由神经专科或运动发育专科的医生来做详细的评估以判断。

肌张力异常与脑瘫

脑瘫是由胎儿或婴儿脑结构发育异常所致，由多种病因引发。脑瘫表现出来的运动异常是持久的。对于早产儿来说，出生胎龄小（32周以下）、严重脑损伤是发生脑瘫的主要危险因素。

尽管脑瘫常表现出肌张力异常，但肌张力异常并不等于脑瘫。早期短暂性肌张力异常很常见，40%～80%的早产儿可见，表现为背部支撑不良的肌张力减退、上肢肌张力轻微增高等。可见，神经系统发育不成熟或者有过轻度脑损伤，在婴儿期表现出暂时的肌张力异常，并不代表会发展成永久性运动功能障碍。

事实上，通过积极的专科随访，以及在医生指导下进行规律的康复治疗，宝宝的运动能力能够得到比较好的发展。因此，即便宝宝真的出现了肌张力异常，家长也不要过于焦虑。

其他运动能力异常

肌张力异常只是运动能力异常的可能表现之一，其他运动异常的早期表现有如下几种。

●神经行为体征：过度温顺或易激惹。典型病史可能包括新生儿期喂养困难。这类婴儿可能易激惹、睡眠差、频繁呕吐，难以安抚和搂抱，视觉注意力差。

●发育性反射异常：大部分与姿势有关的运动反射（如紧张性迷路反射、紧张性颈反射等）在婴儿3~6月龄时消失。当这些发育性反射消失延迟或异常增加，反映出它们不能被适当地整合或抑制，可能是运动失能的一种早期表现。

●运动张力和姿势：本应复杂、协调和多变的自主运动变得不协调、刻板和有限。比如，持续性或不对称性的拇指内扣握拳动作，头部控制能力差等。

●运动发育里程碑：运动发育的水平不能达到相应矫正月龄的里程碑。比如：矫正4月龄，俯卧位时不能用前臂支撑体重，支撑坐立时不能竖直头部，对外界环境不感兴趣或无社交性应答；矫正8月龄时不能坐；矫正12月龄前出现早期手功能不对称；等等。

▋及早发现早产宝宝的脑瘫和发育不良风险

及早发现宝宝的脑瘫风险和可疑表现，对于及时干预至关重要。对于家长来说，如果宝宝有明确的高危病史和可疑运动异常的表现，需要及时就诊以获得专业的评估和干预指导。

与脑瘫有关的高危病史主要包括以下内容，现实中每个病例的病因可能涉及多个方面，或者不止一个相关病理因素。

●早产：出生体重1500克以下的宝宝，脑瘫风险高。这又与他们在出生后的一些严重并发症有关，主要包括脑室周围白质软化、严重的脑室内出血和支气管肺发育不良等。

● 严重的围产期缺氧缺血性损伤。

● 先天性中枢神经系统结构异常。

● 遗传易感性。

● 围产期发生脑卒中。

● 颅内出血。

● 宫内感染：巨细胞病毒、梅毒、寨卡病毒、水痘病毒、弓形虫等病原体的先天性感染，或者孕产妇的绒毛膜羊膜炎。

● 出生后病因：严重脓毒症或脑膜炎、胆红素脑病（严重黄疸可能出现的并发症）、外伤等。

如果宝宝早产的同时还有上述1项或多项高危因素，发生脑瘫的风险相对较高。若在日常护理和陪伴过程中，发现运动异常表现，就需要及时就诊，由神经专科的医生来评估。

掌欣备注

肌张力异常会造成家长不少焦虑，主要因为它可能与脑瘫相关。父母在和宝宝的互动中，也能够直观地感受到宝宝脚特别僵硬，抱起来身子往后挺等现象，不知道算不算肌张力异常。

家长要非常重视随访，不要给宝宝下定论，遇到问题要在随访中积极和医生反映、沟通和交流。

◆黄疸

　　黄疸是由于胆红素代谢异常引起血中胆红素水平升高，导致巩膜、黏膜、皮肤及其他组织逐渐地被染成黄色。

　　黄疸是新生儿常见的临床症状，大约60%的足月儿和80%的早产儿在出生一周后会出现肉眼可见的黄疸。

▌黄疸的种类

　　大部分新生儿出生后都会出现生理性黄疸，这是正常的发育过程，一般会自行消退，不需要特殊治疗。

　　母乳性黄疸症状和生理性黄疸类似，主要特点是黄疸消除延迟。

　　母乳性黄疸根据时期又分为早发型和晚发型。

　　早发型母乳性黄疸一般出现在出生后一周内。出现早发型母乳性黄疸是因为宝宝吃奶量不够，胎粪排出延迟，导致胆红素不能及时排出引起。

　　早发型母乳性黄疸干预措施是加强喂养。首先，妈妈哺乳姿势要正确，确保宝宝能吃到足够的奶；其次，出生体重较低的早产儿，生后早期吃奶的力气不够，亲喂可能无法满足宝宝的需要，妈妈可以亲喂15～20分钟，再将母乳吸出来用奶瓶喂给宝宝。如果母乳不足，可以加喂奶粉。必要时需配合光疗。

　　晚发型母乳性黄疸一般出现在出生两周以后，生理性黄疸减轻后又加重，或者生理性黄疸消退延迟。晚发型母乳性黄疸如果严重，需要接受光疗，具体听从医生建议。

母乳性黄疸虽然消退延迟，但一般黄染的程度不会很高。如果家长发现宝宝黄染的程度加重，建议及时去医院做检查。

溶血性黄疸是因为宝宝和妈妈血型不合造成的。妈妈O型血，宝宝A型血或者B型血，比较容易患上溶血性黄疸。

溶血性黄疸在宝宝出生24小时以内就会发生，并且逐渐加重，会伴有贫血症状。

宝宝出现溶血性黄疸需要根据病情选择合适的治疗方法，一般选择光疗，严重者需要采取换血的方式治疗。

如果妈妈和宝宝血型不合，而且宝宝在出生48小时以内出院，那么在出院后的第二天，一定要回医院检查胆红素。

▍早产宝宝的黄疸比足月儿重

早产儿肝功能比足月儿更加不成熟，胆红素代谢能力更差，所以整体来说，早产儿黄疸比足月儿更严重，持续的时间也更长。

对早产儿家长来说，如果宝宝的黄疸持续两三周甚至一个月还没有消退，只要医生确诊是生理性黄疸，就不要着急，更不要随便给宝宝吃药。多给宝宝一些时间，他就会好起来。

▍判断宝宝是否需要去医院检查的方法

宝宝黄疸是否严重、是否要去医院，主要靠家长利用洗澡、换尿布、换衣服等护理的机会，观察宝宝皮肤黄染的情况。

家长可以通过以下几点来判断。

●黄疸严重程度：轻度黄疸仅脸部黄染；中度黄疸，脸和胸腹部黄染；重度黄疸，全身包括手心、脚心都黄染。如果宝宝手心、脚心出现黄染，需要及时去医院检测胆红素。

●黄疸出现时间：生理性黄疸一般出生后3天左右出现；病理性黄疸一般生后24小时内出现。如果宝宝生后几小时就出现黄疸，需引起重视。

●黄疸消退时间：生理性黄疸一般一两周内消退，有一些母乳喂养的宝宝可能会延迟到8～12周才消退；病理性黄疸通常持续时间超过2周。如果宝宝黄疸持续时间超过2周，最好去医院检查确认原因。

●宝宝的状态：母乳喂养的宝宝虽然可能黄疸消退延迟，但黄疸不严重，胆红素水平不会太高，且宝宝精神、食欲都很好，体重也能正常增长。如果宝宝精神和胃口都不好，体重增长缓慢甚至不增长，或者大便颜色浅，甚至发白，就需要及时去医院检查。

▍宝宝必须进行黄疸治疗的情况

判断宝宝是否需要黄疸治疗，以及采用什么方式治疗，并不是一个简单的问题。血清总胆红素是一个判断指标，但并不是唯一指标，还需要根据宝宝出生胎龄、日龄甚至时龄、体重、高危等因素做综合判断。

宝宝是否需要治疗，最好由专业的儿科医生评估，不可以自己判断。

▍蓝光治疗黄疸

蓝光治疗是目前最常用、最简单、最经济也是最有效的治疗黄疸的方法之一。这种方法有一定副作用，但只要防护得当就能避免。

蓝光治疗的光波波长容易对宝宝眼睛造成伤害，长时间治疗也会增加男宝宝生殖器损伤的风险，所以在光疗时会遮住眼睛和外生殖器来保护宝宝。

治疗时，宝宝需要及时补充水分。另外，蓝光治疗也可能引起皮疹、拉肚子等问题，但停止后都能缓解。

所以，在专业的新生儿科进行蓝光治疗还是很安全的，副作用都在可控范围之内。家长不能因为这些副作用而耽误治疗。严重的高胆红素血症可导致胆红素脑病，也就是核黄疸，给宝宝造成不可逆的神经系统损害。

▍喝糖水不能治疗黄疸

喝糖水会导致肠道内胆红素重新吸收到血液里，使血液里的胆红素水平更高。也许有宝宝喝了一段时间糖水，黄疸就好了。这是因为宝宝的黄疸不严重，不喝糖水，让宝宝正常喝奶，说不定好得更快。

▍晒太阳不能治疗黄疸

晒太阳对治疗轻度黄疸可能有一定作用，但需要皮肤暴露在阳光下。一方面新生儿需要保暖，早产宝宝更是如此，如果宝宝因此着凉反而得不偿失；另一方面，新生儿的皮肤很娇嫩脆弱，太阳直接暴晒容易晒伤皮肤。所以，没有必要通过晒太阳治疗宝宝的黄疸。

如果宝宝黄疸严重，需要及时就医。

▌不建议在家给宝宝进行蓝光治疗

给宝宝进行蓝光治疗是一个非常严谨科学的技术操作，需要考虑各种综合因素，自己在家操作很难保证效果。这样做除了容易耽误病情外，操作不当还会导致烫伤等不良后果，所以不建议家长自己在家给宝宝进行蓝光治疗。

◆ 肺　炎

肺炎是一种常见的儿童下呼吸道感染疾病，由各种病原体感染导致。肺由肺泡组成，主要用来吸入空气中的氧气，并排出静脉血中的二氧化碳。健康的人在呼吸的时候，肺里面会充满空气，而患有肺炎时，肺泡里的炎性液体会导致吸入的氧气量不足，或者不够换气。

肺炎严重可能会损坏肠胃、心脏、大脑甚至生命，所以当宝宝出现疑似肺炎症状的时候，家长需要及时就医。

▌早产儿肺炎

儿童的肺组织发育还不完全，免疫功能也不够强大，所以容易受到感染。早产儿的肺部发育更不成熟，和足月儿相比，感染概率更高。

肺炎一般有发热、胃口差、心情烦躁、呼吸急促或困难、精神萎靡等症状。当宝宝出现这些症状时，家长可以通过以下两点初步判断宝宝是否得了肺炎。

● 观察呼吸有没有困难。小宝宝是腹式呼吸，肚子鼓一下就算呼吸一次，年龄越小，呼吸越快。如果得了肺炎，肺部就会供氧不足，导致呼吸加快。3个月以下宝宝呼吸＞60次/分钟，3～12个月宝宝＞50次/分钟，1岁以上宝宝＞40次/分钟，就属于呼吸增快。

● 观察宝宝精神状态。如果宝宝虽然发热、咳嗽，但是精神状态好，爱笑能玩，那么是肺炎的可能性不大。但如果宝宝发热、咳嗽的同时，精神状态不好、烦躁哭闹、不想吃奶、总是在睡觉、呼吸困难、口唇发紫，那么病症严重的可能性比较大，需要及时去医院。

▌咳嗽严重不一定是肺炎

咽部有炎症的时候，咳嗽也会很剧烈。如果炎症在咽喉而不是肺部，咳嗽会比较浅，嗓子会觉得痒或者觉得里面有东西。肺炎的咳嗽比较深，深呼吸时会引发剧烈咳嗽。

是不是肺炎，最终还是需要到医院由医生诊断。

▌肺炎不一定要用抗生素

引起肺炎的病原体有很多种，常见的有细菌、支原体和病毒等。针对不同的细菌和支原体可以选择不同的抗生素，但如果是病毒引起的肺炎，那么抗生素是没有用的。所以，宝宝如果得了肺炎，要根据具体原因用药，并不是得了肺炎就一定要用抗生素。

▊肺炎不一定要输液

如果宝宝病情不严重，精神状态还可以，那么可以口服药物治疗。

如果出现以下情况，需要输液：

● 高热、有脱水症状，而且胃口不好，不能通过饮食获取足够的水和营养；

● 有严重细菌感染，通过静脉注射效果更好；

● 有需要通过静脉输注的药物。

▊肺炎不一定要住院

很多宝宝的肺炎并不严重，正常治疗护理7～10天可以痊愈。这种情况到门诊治疗即可。如果治疗48小时后没有效果，甚至出现病情恶化，就必须赶紧就医或者转诊。

▊肺炎家庭护理

● 保证房间空气新鲜，勤开窗，使空气流动。有条件的家庭可以准备空气净化器或者新风系统。

● 注意宝宝的保暖。开窗透气的时候让宝宝暂时离开房间，等通风结束、房间温度上升后，再让宝宝回来。

● 保持室内空气湿润。可以使用加湿器，但要注意加湿器的清洁。

● 尽量让宝宝少量多次喝水，补充水分。

● 多抱起宝宝拍背，帮助排痰，鼓励宝宝把痰咳出来。

● 让宝宝充分休息，不要打扰宝宝。

▌预防肺炎

- 接种肺炎疫苗。肺炎疫苗可以有效降低因肺炎链球菌引起的肺炎。

- 营养均衡。尽可能母乳喂养。添加辅食后，宝宝的饮食注意营养均衡，不挑食、不偏食。

- 注意保暖。保证宝宝手脚暖和，但也要保持头上和身上不出汗。

- 保证宝宝充足的睡眠。除了进食，尽量让宝宝多睡。

- 多运动。强壮的身体是抵抗疾病的天然屏障，营养均衡和多运动是身体强健的基础。在宝宝小的时候，多让宝宝趴、爬、抓，并坚持给宝宝做被动操和抚触。

- 注意个人卫生。家长给宝宝喂奶、换尿布前要洗手。宝宝常接触的东西，尤其是经常往嘴巴里送的玩具等物品要注意清洗。

- 保持室内空气清新。家里要经常通风透气，保证空气流通。

- 少去人多聚集场所，尤其在传染病高发的季节。

◆ 疝　气

疝气是小儿外科最常见的疾病之一，主要分为腹股沟疝气和脐疝两种。

人体内部有大量的器官。肌肉、皮肤等组织作为柔软而富有弹性的"城墙"，区隔出人体内外。通俗来说，疝气就是"内城墙"有个洞或者特别薄弱，本来应该待在体内的某些器官或组织跑了出来，被"外城墙"兜住了，从体外看，就鼓起来一个大包。

疝气大多数都是先天性的。胎儿出生后，生长发育相对不完善，就可能发生疝气。如果孩子过度用力哭闹、便秘、咳嗽等使腹内压力增高，也可能加剧疝气发生。

早产宝宝和低出生体重的宝宝，因为生长发育不完善的程度相对大一些，所以出现疝气的比例也比足月儿高一些。

脐疝就是在肚脐上鼓出一个大包，由脐环不能及时缩小闭合，腹腔内的肠子从缺口跑出来造成。腹股沟疝主要由腹股沟区的缺损未关闭，肠、卵巢或大网膜沿着缺口跑到腹股沟或阴囊里造成。

▎疝气的症状

如果宝宝经常不明原因哭闹，家长可以注意观察肚脐、大腿根部有没有鼓包，活动时鼓包的大小会不会变化，用手触碰宝宝会不会觉得疼痛，揉一揉、睡一觉鼓包会不会消失等。

●症状比较轻的疝气：鼓包时隐时现，比如用力哭闹、大便、运动的时候就鼓起来，安静的时候恢复，不影响日常生活。

●症状比较重的疝气：可能会压迫正常器官，让孩子腹部坠胀、食欲不好、腹痛、便秘，对消化吸收和正常器官的发育造成影响。还可能出现脱垂的器官或者组织，被卡在破洞处不能及时归位，医学上称为崁顿疝。如果卡住时间太长，可能会因为器官缺血而导致不可逆转的损伤。

▎疝气的治疗

绝大多数的疝气随着宝宝长大就自然痊愈了。特别严重、影响生活或者发生过卡住问题的疝气，目前主要通过微创手术的方式治疗。

脐疝发生卡住的情况较少，对身体影响比较小，自愈率也比较高，个别太大的才考虑手术。

腹股沟疝自愈率低，相对比较容易发生卡住的问题，宝宝痛苦比较大。因为男宝宝发病率更高，存在影响睾丸发育的隐患，所以如果需要手术，一般会在1岁左右。

不同医生根据宝宝的个体情况会给出不同的手术时机建议。但如果发生崁顿疝，或者通过各种非手术疗法却症状依然明显的，则应立即就医听取医生手术建议，而不应固守时间限制。

▌疝气的护理

● 密切观察，及时发现鼓包大小的变化、宝宝是否疼痛不适等问题。

● 婴儿期不要将孩子的腹部裹得太紧，造成腹部压力过大；也不要让孩子过早站立，以免肠道下坠。

● 咳嗽、便秘、用力哭闹等都容易诱发疝气，所以有疝气的宝宝要尽量保持平静和大便通畅。

● 轻微的疝气在宝宝平静的时候，鼓包会自动消失。如果确认疝气后，医生或者护士教给父母自己推回去的正确方法，那可以尝试；如果没有经过专业训练，不建议自己推。

● 不推荐长期使用疝气带，因为长期用疝气带勒住孩子，可能造成其他问题。

▌疝气手术

疝气手术通常是微创手术，虽然也需要麻醉，但是手术技术成熟，对孩子的影响不大，基本上手术第二天就可以出院，一周后就能正常洗澡等。

　　疝气手术可能需要全身麻醉，有些家长担心麻醉给孩子带来不好的影响。实际上，严格按照医疗规范操作的麻醉不会对孩子造成不良影响，不需要过度焦虑。

　　所以，如果需要手术，一定要配合医生在最适当的时机及时手术。

◆ 肠造瘘术

　　肠造瘘术或者肠造口术是用于很多外科疾病的手术治疗方式。一些疾病需要暂时性的或者永久性的造口，作为给予营养、胃肠减压或引流排泄物的途径。

　　在NICU中，大部分肠造瘘术是为了治疗新生儿坏死性小肠结肠炎，其他适应证包括肛门直肠畸形、胎粪性肠梗阻（与囊性纤维化或出生时低体重有关）、先天性巨结肠、肠旋转不良、小肠闭锁等。某些疾病可能需要做胃造瘘术，比如无法吞咽的情况（如神经系统异常或先天性结构异常）、食道结构异常等。

　　根据病变的部位，需要在不同的位置造瘘，比如，高位的食道闭锁需要做胃造瘘术，而治疗新生儿坏死性小肠结肠炎可能需要做回肠造瘘术，治疗直肠肛门闭锁则可能需要做结肠造瘘术。根据不同的病情需要也会有不同的术式，比如黏液瘘、Hartmann手术、双腔造口术、端式造口和袢式造口术等。

▌早产儿需要施行肠造瘘术的情况

早产儿最常见的需要施行肠造瘘术的疾病是新生儿坏死性小肠结肠炎。此外，一些先天性肠道异常也可能需要造瘘。

新生儿坏死性小肠结肠炎是早产儿最常见的消化道急症之一，经过内科保守治疗无效或已经出现穿孔，就需要外科手术治疗，切除坏死或穿孔的肠段并造瘘。造口可能需要维持数月，待病情稳定后择期关闭。但现实中，基于营养吸收不良或者造口周围皮肤护理困难等原因，可能需要提前关闭造口。

▌造瘘后的特殊饮食

施行了肠造瘘术的宝宝，可能会面临营养吸收不良或丢失过多的情况。但营养需求主要取决于原发病因、手术的部位、切除肠段的范围、保留肠段的长度等因素，不能一概而论。

比如，新生儿坏死性小肠结肠炎的坏死肠段范围小、手术切除肠段少、离回盲部距离远，能够让吸收营养的重要部分得到良好的保留，那么术后的营养管理压力就小得多。这样的宝宝按照早产儿的需要来喂养可能就能满足生长，但要注意电解质和营养元素的补充（尤其是钠和锌），避免营养素缺乏。

但是，如果手术切除了绝大部分小肠，导致短肠综合征（患儿小肠长度小于正常长度的25%），则会出现显著的营养物质吸收障碍，或者丢失大量的液体、电解质、营养元素，造成脱水和营养不良等情况。这些情况需要特殊营养管理，比如，肠外营养支持、持续肠内喂养、要素饮食等措施，来改善营养摄入和提高对喂养的耐受。这些喂养和营养方式的选择，需要在新生儿外科和新生儿科医生的专业指导下，进行个体化管理。

▌回家以后，护理造瘘宝宝的关键点

造瘘术后，早期一般是在医院内由医护人员来护理。在出院回家之前，医护人员也会进行详细的护理指导，包括何时及如何清理造口袋、何时及如何更换新造口袋、如何检查造口等。

胃造口的日常护理还需要定期冲洗营养管。这些日常操作不是无菌操作，但操作前按照六步洗手法洗干净手、操作时戴手套预防感染，是很重要的。对于操作的具体流程有任何问题，都建议在出院前详细地与医护人员讨论，获得详细的指导。

此外，随着时间的推移，造口可能会出现一些问题，需要注意观察异常情况，及时就诊。

●造口的异常：造口部位由粉红色变成紫色或黑色，造口肿胀或增大、缩小，造口渗漏增加，造口周围有皮疹或溃疡，造口内部组织膨出，造口下方或邻近区域膨起。

●腹泻：大便次数增多和性状改变。

●腹痛：可能表现为异常哭闹。

●脱水：从造口丢失大量液体和电解质，造成脱水。小婴儿超过4小时没有尿湿尿布，或囟门凹陷、皮肤干冷、眼眶凹陷等，提示可能存在脱水。

●白天连续4～6小时未排气、排便，可能提示造口堵塞。

●胃造口处出现红肿、异常分泌物、异味的分泌物、渗漏，营养管的堵塞或脱出。

以上这些情况都需要及时就诊。

◆ 抵抗力

首先，我们要知道什么是抵抗力或者免疫力。

简单来说，抵抗力或免疫力是人体抵御外界有害物质入侵，保持机体正常运转的能力。免疫系统就是人体内参与保卫工作的各种组织、细胞及免疫因子的总称。

通俗地说，免疫系统成熟、工作状态正常的人，更能抵抗外来病原体入侵，更不容易生病。

不仅早产宝宝，所有的孩子，尤其是新生儿，他们的免疫系统成熟是需要时间的，通常在12周岁才基本发育成熟。

12周岁以前的孩子，抵抗力较成人差，是正常的生理特点。年纪越小的孩子发育就越不成熟。新生儿阶段，自体的免疫系统基本刚刚开始发育，所以主要靠从母体里直接带来的抗体以及通过母乳获得的抗体来维持。

早产宝宝和足月宝宝相比，发育要落后一些，出生胎龄越小越不成熟，而且出生后在NICU一系列的治疗求生，都会让早产宝宝更容易生病感染。笼统地说，早产宝宝在完成生长发育的追赶前，确实普遍抵抗力相对弱一些。

▌提高抵抗力的方法

提高孩子抵抗力的方法主要靠适度保护和适度锻炼。

给孩子的幼小身体一个适合的生长环境：清洁、通风、保持室内温湿度，注意换尿布和洗澡时的温差；鼓励母乳喂养，尤其是母乳亲喂；接触陌生人时注意防护，尽量不接触病人；等等。

不要消毒一切，尤其是正常的生活环境

直接入口的奶嘴、奶瓶等物品，需要每天消毒。但孩子的衣服、床卧用品等，并不需要使用消毒剂消毒，正常清洁就足够了。

过分的消毒是在孩子周边人为地划出了一个微生物环境不正常的范围。身体内的免疫系统需要去识别各种常见的病原体，以便更好地发挥作用。

一个孩子最终要完全适应社会，就要完全适应周边的微生物系统。消毒的时间越长，孩子就越容易生病。

一次生病不要紧，但在没有完全康复之前要重点保护

每次生病，身体都在战斗。如果身体内"士兵"少，经验也不足，战斗力就不太好，所以战斗过后，一定要给孩子充足的时间去恢复战斗力。

为什么孩子特别容易反复生病？因为孩子上一次生病战斗以后，身体还没有完全恢复。如果孩子的正常抵抗力是10，生病以后是−10，可能孩子刚刚恢复到0就又被病原体侵袭了。

年龄越小，生病以后完全康复的时间越长。建议小宝宝至少在完全康复后一周以上，再进行正常外出、会客等活动。

当然，孩子慢慢长大了，这个尺度也会慢慢变化，要自己观察摸索。

真到了生病的时候，该吃药吃药，不该吃药别灌药

例如，发热。发热绝大多数情况下是上呼吸道感染所致，其中95%的感染都是病毒感染。病毒感染通常没有药物可治。

发热是免疫系统主动提高温度来抑制和杀灭病原体，并且动员更多的免疫细胞投入战斗。所以，发热本身就是一种身体战斗的手段。

我们之所以要给发热的孩子降温，一是温度太高了太难受，二是高温时间太长怕身体有损伤。所以，吃药降温的前提是"太难受"以及"过高体温时间太长"。没有出现这两个问题，既不用吃药也不用忙着物理降温。

具体怎么判断，可见发热章节。

掌欣备注

　　抗生素不叫消炎药。所有抗生素的售卖都要有医生处方，家长不要擅自给孩子服用。滥用抗生素的危害非常大。

　　中药以及中医的推拿、按摩、针灸等治疗方法，必须是正规中医院的正规中医儿科大夫施行。

◆ 筛查及疫苗接种

▌早产儿眼底筛查及视网膜病

（文◎张春一：广东省妇幼保健院新生儿科）

早产宝宝一般只有巴掌大，像只娇弱的小猫。一般而言，家长可以理解宝宝因为早产，心肺功能、抗病能力等比足月儿落后很多，但家长往往想不到还有个器官会因早产出问题，那就是眼睛。

早产儿视网膜病需要我们保持警惕。

视网膜位于眼球后方，早产儿因为视网膜内血管还没有发育完善，在内外环境等各种因素的作用下，未发育成熟的视网膜会有新生血管形成。这种异常的新生血管形成伴有纤维组织增殖，严重时可能会把周边视网膜拉向眼球中心，引起视网膜脱离。所以，早产儿视网膜病会影响视力，甚至导致失明。

既然问题的根本在于视网膜血管的发育不足，那么早产宝宝到了胎龄40～44周，视网膜发育完善，也就是正常的血管都长好了，就不需再担心了。

发病率

妊娠28周前出生的早产儿是早产儿视网膜病的高危人群。其中出生体重为1000～1250克的早产儿约有45%、出生体重为750～1000克的早产儿约有75%、出生体重低于750克的早产儿约有90%，会发生早产儿视网膜病。

妊娠32周后出生的早产儿很少发生早产儿视网膜病。

虽然早产儿视网膜病的发生率很高，但是不用担心，只要早期发现、持续观察，90%的患儿能够逐渐自愈。

有些患儿虽然需要治疗，但只要配合医生按时检查、及早治疗，就可以避免眼底受到严重的伤害。绝大多数宝宝预后良好。

影响与后果

及早发现、按时检查、配合治疗对于早产儿视网膜病的治疗和愈后非常重要，但有时该病也可能导致严重的后果，如致盲、视网膜变性、视网膜脱落，等等。

所以，一定要按照医生的叮嘱，按时筛查，配合治疗。

　　早产儿眼底筛查往往不是一次就能结束的，而且很多孩子会检查出异常情况。这些异常还可能慢慢发展，持续几个月以后才能自愈。在这个过程中，家长心里一定充满压力。

　　每次"不通过"还要复查，每次看到异常血管"发展"了，每次带孩子去检查他哭了，都会让父母倍感压力，这些都是再正常不过的担忧与焦虑。

　　家长作为早产宝宝的后盾，一定要做好迎接这些困难并反复与之斗争的心理准备。我们要意识到，孩子是最勇敢的，他们在用最顽强的生命力与各种"妖魔鬼怪"战斗，而我们要做最坚强乐观的后盾。

　　父母的情绪会传递给孩子、影响孩子，所以不要害怕，要让孩子感受到父母的乐观。我们做好了准备，无论如何都会陪伴他们面对困难，微笑着生活。

易引发早产儿视网膜病的原因

早产儿视网膜病的病因是多因素的，其中视网膜发育不成熟是最根本的原因；外部因素中，氧疗是最主要的高危因素。

早产宝宝出生胎龄越小，发生早产儿视网膜病的风险越大，而且程度越严重。同时，早产儿的肺没有发育成熟，容易出现呼吸窘迫，经常需要氧疗来救治和维持生命。抢救生命的过程中不可能因为担心早产儿视网膜病就不氧疗，而且有些早产儿即使没有氧疗也会患病。

由于早产儿救治存活率提高，目前早产儿视网膜病已成为世界范围内儿童致盲的重要原因，约占儿童致盲原因的6%～18%。2004年，我国把出生体重小于2000克的早产儿列为早产儿视网膜病高危对象，要求加强防治。医生和家长都要对此充分重视。

筛查要求

所有胎龄小于32周、出生体重小于2000克的早产宝宝都需要进行眼底筛查。

如果宝宝＜28周出生，属于早产儿视网膜病的高危群体，那么宝宝在NICU住院期间，医生就会安排眼底筛查。

出生后4～6周或矫正月龄31～32周就应该进行眼底筛查。检查时，眼科医生会用工具把宝宝的上下眼皮撑开，用检眼镜观察眼底血管发育情况。之后每一、两周进行一次眼底筛查（复查），如果发现有可疑病变或者早期病变，要缩短复查的间隔，直至胎龄40～44周或者视网膜血管已经发育完成。如果宝宝出院时还没有到40～44周，要听从医生的建议，按时回医院复查。

做眼底检查应该带齐病例资料，检查前2～3小时内不要给孩子喂食，以防止哭闹造成胃部食物反流吸入肺部，引起窒息。

眼底检查可能需要提前散瞳，部分医院会将药水发放给家长，让家长提前为孩子滴用。具体滴用方法请严格遵守医嘱。

检查之后，宝宝有可能出现腹胀、拒绝吃奶的情况，这可能和检查时使用了一些药物，让肠蠕动变慢有关。检查中的药物还可能使宝宝对光线非常敏感，所以给宝宝盖个遮光毯子会舒服一点。

出院后一定要非常重视随访检查，按照医院规定进行。

所有的早产宝宝，在出生后第一年至少接受一次眼科检查，以确认是否近视、弱视和斜视。如果医院没有安排这种检查，请主动联系医院的眼科，进行检查。尤其是出现过早产儿视网膜病的宝宝，发生这些眼部问题的可能性更大。

　　眼底检查的过程因为要撑开眼皮，宝宝可能会哭闹，检查后眼睛发红，这些都是正常情况，决不能因此而擅自推迟检查时间，甚至不配合检查。

　　另外，有部分家长反馈自己看不懂检查报告单，担心有问题。

　　关于这点，大家可以参照本文中的一些简单说明，但主要参照报告单最后给出的结论。如果结论是"按时复查""按时随访"，那一般问题并不严重。而且，有严重问题，医生一定会找家长沟通，所以不用担心看不懂报告单而耽误孩子的病情。

早产儿视网膜病的治疗

　　关于早产儿视网膜病，只要及时治疗，就能够控制住病情进展，避免失明。

　　早产儿视网膜病按严重程度从轻到重分为1期到5期。1期和2期为早期病变，一般不需要治疗，仅需严密观察；4期和5期为晚期病变，治疗效果差，视力损害和致盲率都非常高；3期是治疗的关键。为了更好地抓住治疗时机，早期筛查尤为重要。

　　另外，早产儿视网膜病发生的区域离视网膜中心越近，可能越危险。一般来说，三区是最外围，二区相对靠近中心，一区是中心。

　　医生会根据检查结果给出个体化的治疗方案。绝大多数早产儿视网膜病可以自愈，只需要密切观察，不用治疗。有些宝宝可以采用玻璃体注射抗血管内皮生长因子药物的治疗方法。如果需要手术，目前有三种主要方式：

- 激光治疗或冷凝治疗，达到治疗标准就可以采用；
- 巩膜环扎术，一般对发展到4期的患儿采用；
- 玻璃体切除手术，对达到5期的患儿使用。

总之，早产儿视网膜病是早产儿重要并发症之一，家长对此要有充分认识，注重早期筛查，趁早发现、及时治疗、定期随诊，让早产宝宝有一双明亮眼睛。

听力筛查

听力筛查的必要性

在我国，所有新生儿都要做听力筛查。新生儿出生早期如果出现并发症，比如缺氧、黄疸、脑损伤等，都可能对听力造成影响。早产儿在出院前一般会做听力筛查，如果没有通过，需要复查。

听力筛查的结果

早产儿发育不成熟，很多宝宝出院前第一次听力筛查没通过，复查的时候就通过了。听力筛查仪器比较敏感，而且周围环境、宝宝的状态、耳朵分泌物等都会影响结果。所以，如果宝宝第一次筛查没有通过，家长不要过于紧张，复查有很大的概率能通过。如果宝宝听力确实存在障碍，那么需要尽早干预、及时治疗。

住过院的宝宝常常因为合并症，会造成一些迟发的听力损害问题。所以，早产宝宝无论听力筛查有没有通过，最好在3个月之内到耳鼻喉科再做一次听力评估。听力评估是最准确的，可以确认宝宝的听力是否正常。

▌全身运动质量评估

全身运动质量评估（GMs）是一种针对新生儿和小婴儿的神经运动评估方法。

GMs能敏感地检查出特定的神经损伤，是一种可以在早期用来预测脑瘫等神经发育问题的工具。

GMs 对象

建议高危儿都做GMs，以排查脑瘫风险。

如果不清楚自己的宝宝是否属于高危儿，是否有必要做GMs，可以咨询医生。

掌欣备注

高危儿指孕期、分娩过程中或出生后不久被发现存在脑发育危险因素的小婴儿。胎儿和新生儿时期易导致脑损伤疾病的因素包括早产、过期产、低出生体重儿、巨大儿、双胎、多胎、缺氧窒息、抽搐、新生儿重症病理性黄疸、呼吸暂停、青紫发作、畸形、产伤、颅内出血、重症贫血、颅内感染、低血糖、缺氧缺血性脑病、酸中毒等。

GMs 对宝宝没有伤害

GMs是一种简单、安全、易操作的评估方法，进行前需要给宝宝准备一个安静舒服的房间、一张舒服的可以平躺的床或者垫子，露出宝宝的胳膊和腿，然后用录像机记录宝宝的行为。

早产宝宝足月前需要摄录30~60分钟，足月后摄录5~10分钟。

拍摄过程中，家长不能在旁边逗弄，宝宝需要状态稳定，不能哭闹、打嗝或者睡觉。如果宝宝情绪不稳定，那么需要等情绪恢复再拍摄。

整个过程都不会使用任何外力或者药物，所以对宝宝没有任何伤害。

GMs 进行的时间

GMs一般需要进行两次随访，第一次在宝宝矫正月龄1个月以内，第二次在矫正月龄3个月左右。

如果宝宝的情况可疑或者出现异常，医生会根据实际情况增加评估次数。

GMs 进行的地点

一些省、市的三级甲等医院可以进行GMs。有些医院还开通了GMs远程健康咨询系统，家长可以根据医生的指导，在家录制符合要求的视频，再由医院的儿科专家评估。

GMs 的准备

● 宝宝身体健康，因为状态不好会影响评估效果；

● 评估时间需要避开宝宝的睡觉时段；

● 评估的时候需要宝宝独自躺着，所以评估前要让宝宝练习独自躺；

● 尽管理论上GMs需要的时间不长，但这其中有很多不确定因素，可能会花费比较长的时间，所以要准备好饮食和纸尿裤。

GMs 结果解读

正常GMs历程大概分为以下几步。

● 足月前GMs：指宝宝胎龄40周之前，这期间GMs和扭动运动的表现相似。

●扭动运动：在足月至足月后2月龄（矫正月龄2个月）进行，运动特征为小至中等幅度，速度缓慢至中等，运动轨迹在形式上呈现椭圆体，给人留下扭动的印象。

●不安运动：足月后2～5月龄（矫正月龄2～5个月）进行，运动特征为小幅度中速运动，颈、躯干和四肢各个部位都会运动，运动加速度可变。婴儿清醒时，该运动持续存在（哭闹时除外）。

当宝宝的脑神经受损时，GMs就会有各种异常表现。

GMs 评估结果解读

宝宝做完GMs，如果结果是N，NF和F+，就说明宝宝通过了GMs。

如果宝宝GMs报告是以下结果，那么说明结果异常，需要家长重视。

◎ 足月前 GMs 和扭动运动阶段（矫正月龄 2 个月以前）

●PR：指单调性GMs，代表宝宝连续性运动的顺序单调，不同身体部位的运动失去了正常GMs的复杂性。PR的预测价值比较低，大多扭动运动阶段评估为PR的宝宝，在不安运动阶段都显示为正常。如果检测结果为PR，医生一般会建议在家干预，如坚持给宝宝做被动操，准备第二次评估。

●CS：指痉挛—同步性GMs，代表宝宝运动僵硬，失去正常的流畅性，所有肢体和躯干肌肉几乎同时收缩和放松。检测结果为CS的宝宝需要积极配合医生进行早期干预。

●Ch：指混乱性GMs，代表宝宝运动幅度大、顺序混乱、不流畅。Ch非常少见。

◎ 不安运动阶段（矫正月龄 2 ～ 5 个月）

●AF：指异常不安运动，代表宝宝动作幅度、速度以及不平稳性中度或明显夸大。这种模式比较少见，预测价值低。如果评估结果是AF，一般会再安排一次评估。

●F－：指不安运动缺乏，代表在宝宝身上观察不到不安运动，但其他运动可以观察到。不安运动对于后期脑瘫有较高的预测价值。如果宝宝评估结果为F－，家长需要尽快配合医院进行干预并定期进行评估。

●F±：指不安运动偶发，代表宝宝不安运动轻度异常，但其他运动可以观察到。如果宝宝评估结果为F±，家长需要进行早期干预并定期进行评估。

GMs 测评结果显示为 CS 或者 F－，不代表一定会脑瘫

GMs是评估，不是诊断。GMs能比较准确地预测，按照现在的趋势，宝宝将来会不会发展成脑瘫。但脑瘫的确诊需要一两岁以后，抓住重要的两岁之前，给予宝宝正确有效的早期干预，促进大脑发育，宝宝依然有可能赶上正常水平。

宝宝的大脑非常神奇，在出生后第一年会快速发育。如果家长能及早干预，可以激发大脑的修复代偿功能。所以，第一次GMs测评结果不好，不代表宝宝将来一定是脑瘫。

当看到GMs结果异常，家长既不能有侥幸心理也不要心灰意冷，一定要积极调整心态，让宝宝接受专业、科学的早期干预，并进行定期随访，为宝宝恢复正常争取最佳时机。

▌核磁共振

核磁共振的工作原理比较复杂，简单来说就是人体有磁场，机器也产生磁场，借助人体磁场和机器磁场共振产生的信号绘制图像。

与CT相比，核磁共振几乎没有辐射，应用于胎儿和新生儿是很安全的。

早产儿核磁共振检查

如果宝宝出生后出现缺氧、颅内出血、颅内感染、脑损伤等脑部问题，医生没有办法通过表面观察了解宝宝大脑的发育情况，这时候就需要做核磁共振检查。

当医生从宝宝的临床表现判断有神经系统损坏的可能时，为了明确损害的部位和程度，尤其是帮助选择治疗方法和评估预测时，宝宝需要做核磁共振检查。

核磁共振的安全性

核磁共振没有电离辐射，是一种相对比较安全的检查，对宝宝身体没有什么伤害。不过，做核磁共振时噪声比较大，所以需要给宝宝戴上耳机，防止噪声对宝宝听力的影响。大多数医院做核磁共振都会帮助宝宝镇静，保证宝宝不会把耳机挣脱。

所以，只要是正规医院进行核磁共振检查，就不会对宝宝产生什么危害。

▍疫苗

正确认识疫苗

抗生素能杀死进入人体的细菌，但是药物对病毒的作用有限。人体的免疫系统可以对付病毒。而且，免疫系统有学习记忆的能力。这种病毒感染一次，就会被记录下来，抗体下次会快速认出并消灭病毒。

有些疫苗本身就含有病毒，只不过是失活的或剂量很少，被注射进身体后，免疫系统识别、记忆并合成抗体。

下次，这种病毒再感染人体，免疫系统就可以有效、迅速地发挥作用。

那么，为什么有的人打完疫苗会发热、出疹子，好像生病了？因为身体产生抗体的过程中，免疫系统有时就会出现这种反应。只要自行消退，就不用担心。

那打完疫苗没反应是坏事吗？

不是，每个人的情况都不一样，有些虽没反应，但也产生了抗体，所以是正常的。

疫苗接种不仅是对个体产生效果，当生活的群体中，身边的大多数人都对某种病毒有免疫能力的时候，这种病毒就很难传播了。这就是群体免疫屏障。

卫健委发布《国家免疫规划疫苗儿童免疫程序及说明（2021年版）》

儿童免疫规划接种是我国一项非常重要的公共卫生政策，原则上覆盖全部适龄儿童。按照规定时间带宝宝接种疫苗，是家长必须完成的功课。

接种疫苗这件事，对于养育早产宝宝的家庭，往往更麻烦一些。因为宝宝早产或出生体重较低，存在发育不良或者并发症等问题，疫苗接种经常不得不推迟。

2021年3月，卫健委发布《国家免疫规划疫苗儿童免疫程序及说明（2021年版）》（以下简称《说明》），其中明确关注到了早产宝宝及低体重出生儿等特殊健康状态儿童的接种问题。

这是一个非常明确而可喜的信号，一定会极大地促进各级医疗机构的重视程度。希望我们每一个早产宝宝、低出生体重宝宝的家庭，能够认真学习和遵守新版说明，及时带宝宝接种相关疫苗。

新版中与早产儿有关的规定

● 《说明》明确提出，儿童疫苗补种的年龄上限从14周岁提高到了18周岁。

由于不少早产宝宝会因为种种原因延迟接种疫苗，所以这条规定明确告诉大家，需要延迟接种或者补种都不用太焦虑，补种年龄上限提高了4年。

● 《说明》中第三部分明确做出规定，早产儿（出生胎龄＜37周）和／或低出生体重儿（出生体重＜2500克）如医学评估稳定并且处于持续恢复状态（无需持续治疗的严重感染、代谢性疾病、急性肾脏疾病、肝脏疾病、心血管疾病、神经和呼吸道疾病），按照出生后实际月龄接种疫苗。卡介苗接种详见第二部分"每种疫苗的使用说明"。

● 《说明》中第二部分，针对应该在出生后立刻接种的乙肝疫苗和卡介苗，都给了早产儿或低出生体重儿相关提示：危重症新生儿，如极低出生体重儿（出生体重小于1500克）、严重出生缺陷、重度窒息、呼吸窘迫综合征等，应在生命体征平稳后尽早接种第1剂乙肝疫苗；早产儿出生胎龄＞31孕周且医学评估稳定后，可以接种卡介苗；出生胎龄≤31孕周的早产儿，医学评估稳定后可在出院前接种。

实践中家长需要把握的问题

● 早产宝宝疫苗接种按照实际出生年龄。

● 如果确实遇到社区医院拒绝接种，可以开具相关诊断证明，或者询问随访医院是否有疫苗接种服务。

全国各地对早产儿接种疫苗的认识差异很大，但国家也在努力完善政策，推送一些共识。掌欣早产交流群里很多父母有相关经验，大家需要的话，也可以加入进来，互相支招。

- 早产宝宝疫苗接种后正常观察护理即可，不需要特别关照。如果出现发热、出疹子等反应，及时咨询医生。
- 必须接种的免费疫苗尽可能按时接种。自费疫苗可以咨询医生，结合家庭经济条件进行选择。

早产宝宝接种疫苗的时机

早产宝宝一般体重满2000～2500克可以接种疫苗。如果因为某些情况未能及时接种，需要在出院的时候咨询医生，了解补种的时间和地点，并及时补种。

早产宝宝只要情况稳定，打疫苗的时间是根据出生月龄而不是矫正月龄。但早产宝宝个体差异很大，不能一概而论，需要根据实际情况在医生的指导下接种。

宝宝打疫苗是为了预防疾病，也就是让宝宝提前获得免疫力。如果疫苗打晚了，虽然不会让宝宝身体变得不好，但是会增加宝宝患上某些疾病的风险。所以，为了减少宝宝感染的概率，需要给宝宝及时接种疫苗。

如果因为一些特殊原因不能按时接种疫苗，也不用过于紧张，只要注意日常卫生，少带宝宝去人员密集的场所，做好防护措施，就能减少被传染的风险。

接种疫苗的注意事项

◎ 接种前

接种疫苗前一周需要保证宝宝身体健康，如果宝宝身体不舒服，最好等身体恢复以后再接种。接种前，家长需要将宝宝身体的实际情况如实告诉医生，由医生判断宝宝是否适合接种。

◎ 接种后

接种疫苗后不要着急带宝宝回家，要在接种点观察20～30分钟，看看宝宝有没有不良反应。

接种24小时以内尽量不要洗澡，让宝宝多休息，少做剧烈运动，6个月以上宝宝要尽量多喝温开水。

如果宝宝打疫苗后出现以下情况，家长可以让宝宝多休息、多喝水，确保饮食清淡：

● 接种疫苗24小时以内出现发热的症状；

● 低热，温度不超过38.5℃，持续1～2天；

● 极少数低热，同时头痛、烦躁不安或者出现胃口不好、恶心、呕吐、拉肚子等肠胃反应，通常在1～2天消失。

体温低于38.5℃，不建议服用退热药；体温高于38.5℃，可以根据剂量要求服用一次退热药。

如果宝宝接种疫苗后出现以下反应，家长需要及时带宝宝去医院就诊：

● 宝宝出现体温大于39℃的高热；

● 服用一次退热药后再次出现发热；

● 接种疫苗过了几天才出现高热（这种情况不一定和疫苗有关系）；

● 伴有恶心、呕吐、拉肚子等不良反应；

- 精神状态不好；

- 伴有剧烈咳嗽、呼吸困难等症状。

◆ 出院准备

（文◎罗芳：浙江大学医学院附属第一医院NICU）

▌早产儿的出院时间

出院还需要准备？难道不是医生说"可以出院了"，宝宝就可以回家了吗？对于早产儿来说，这当然不够。早产儿是需要特殊呵护的宝宝，科学的出院准备计划，能够指导父母更好地照顾宝宝，让宝宝安全地从"NICU照顾"过渡到"家庭照顾"，降低再入院率和可预防的并发症等风险。

一般而言，出院计划会由医护团队、社区保健医护人员和父母共同制订。一些特殊病例还需要医院更多科室的医护人员参与。

医生会根据每个宝宝的具体情况判断能否出院，但一般来说，如果符合以下标准，医生就会考虑让宝宝出院回家。

病情稳定

- 体温：宝宝在开放婴儿床中，室温为20～22.2℃，能自主维持正常的体温（腋温36～37℃或直肠温度36.5～37.5℃）。

- 呼吸：矫正月龄34～35周，或在停止治疗后宝宝没有呼吸暂停和心动过缓的症状。

- 体重：体重达到2000克以上，且评估其生长趋势与正常的生长曲线平行。比如，体重>2000克的早产儿，体重增加目标为20~30克/天。

- 喂养：经口喂养（母乳或奶瓶）顺利且有足够的肠内喂养量。一般而言，每天每千克体重的肠内喂养量能达到150毫升。

已完成常规的新生儿筛查

- 新生儿遗传代谢筛查，即我国相关政策法规和指南共识指定的新生儿疾病筛查。

- 早产儿视网膜病筛查。一般来说，出生体重<2000克或胎龄<32周的早产儿和低体重出生儿需要在矫正月龄31~32周和实际月龄4周时进行眼底病变筛查，随诊至矫正月龄40~44周。

- 听力筛查及随访。

- 脑内筛查。常规头颅B超床旁监测颅内出血、矫正月龄接近足月及出院前核磁共振检测白质损伤。

- 其他检查。比如，有无贫血、有无代谢性骨病等。

已完善了针对非特殊病情的个体化出院计划

- 准备好特殊医疗设备及使用培训。患有支气管肺发育不良的宝宝出院时仍需要吸氧；做好气管切开的宝宝出院后仍需戴气管套管护理等。他们的家庭需要进行细致的培训，了解相关医疗设备的使用方法及注意事项，包括脉搏血氧饱和度仪、制氧机、吸痰设施等。

- 出院带药或特殊奶方。父母要获取一些药物（早产儿通常需要铁剂、维生素D、口服钙、磷等制剂）、特殊配方奶粉和/或母乳强化剂等。

- 喂养支持。部分早产儿出院回家需要继续管饲喂养或使用手术放置的胃造瘘管，父母要进行安全管饲喂养的培训和练习，知道出院后管饲门诊随访的注意事项。

家长需要配合医生完成的事情

◎ 父母应积极学习并获得日常护理早产儿的能力

●喂养：母乳和/或奶瓶喂养的家庭，母亲具备哺乳能力，父母熟知奶瓶喂养注意事项；管饲喂养的家庭，父母应具备放置饲管和经泵喂养的能力；胃造瘘管喂养的家庭，父母应具备使用、清洁和照护婴儿特定胃造瘘管的能力。

●护理：会给孩子沐浴穿衣，护理孩子的皮肤、脐部；正确管理和储存药物等；必要时能掌握复杂的医疗需求，如使用医疗设备，包括吸氧、监护相关设备，胃造瘘术护理，气管切开造口护理。

●监测：父母应了解正常的早产儿行为方式，包括喂养情况、大小便排解情况以及睡眠/觉醒周期；能够识别早产儿在家中出现哪些情况时需要及时就诊。

●需要及时就诊的情况：进奶量明显减少，少哭闹，不太活跃，易激惹或烦躁，呕吐或腹泻；尿量减少，如>12小时尿布干燥；粪便颜色或性状改变，呈黑色或鲜红色，或>4日无粪便形成；体温改变，发热或低体温，如腋温超过37.5℃或低于36℃；呼吸过速、呼吸用力增加和呼吸暂停；肌张力过低；皮肤改变，包括发绀、苍白、皮肤出现斑纹或发冷。

●急救知识：父母应参与心肺复苏课程，尤其在出院早产儿因本身特殊病情有复杂的医疗需求时，如支气管肺发育不良、气管切开术后等。

◎ 做好家庭环境的准备

●准备好宝宝喂养相关的用品，如吸奶器、奶嘴/奶瓶、婴儿配方奶粉等。

- 婴儿床或摇篮。确保安全温暖，没有可能导致窒息的物品。

- 尿布或纸尿裤。

- 婴儿衣物。

- 温度计，如常用的腋下或前额温度计等。

新生儿科医生给家长的嘱咐

- 要相信自己的宝宝，他们很顽强。在精心照顾下，每一位早来的天使宝贝都能健康、快乐地成长，父母要对自己的宝宝有信心。

- 要相信医护人员，他们很负责。医护人员牵挂着每一位出院的宝宝，强大的随访团队会成为家长养育早产儿的坚强后盾，引领家长建立科学的管理体系。

- 要付出精力，和宝宝一同成长。为人父母者需要持续不断学习，知识体系也需要不断更新，早产儿父母更应如此。

- 要作为主体加入管理体系中来。早产儿出院早期将面临营养管理、贫血管理、骨骼健康管理等问题，一些疾病也要积极随访。随着宝宝成长，后续还有很多工作要做，比如，神经行为学随访，听力、视力、心理发育等相关评估。请父母信任医护团队并加入进来，对出院后的宝宝进行科学、持续、有效的管理。

掌欣备注

　　出院对于早产宝宝只是万里长征走完了第一步。很多早产宝宝的父母因为在住院期间几乎见不到自己的孩子，所以对出院格外向往，似乎宝宝出院了，一切问题就解决了。

完全不是这样的。出院对于早产宝宝的父母来说，是漫长挑战的开始。所以，如果你在宝宝住院期间就读到了这本手册，掌欣真心提示大家，一定要认真学习准备，并且在心理上做好养育一个早产宝宝是持久战的准备。接下来的每一天，你可能都会遇到很多让自己措手不及的问题。

首先，照顾好你自己。因为只有幸福的父母，才能够养育幸福的孩子。焦虑和不幸绝对不能带给一个孩子力量。

其次，要积极学习科学的育儿知识，不要盲听盲信。如果有扛不过去的感觉，一定要学会求助。

再次，务必相信医生，重视随访。不要以任何理由忽略医生制订的随访计划和各类检查，这些都是保障一个早产宝宝能及早追赶上足月儿的手段。

最后，早产并不意味着孩子更差，但一定意味着父母要更勇敢坚强。

▍早产儿出院物品准备

宝宝终于克服重重困难，顺利出院了，爸爸妈妈应该很为自己的宝贝感到骄傲吧？不过，宝宝回家后，父母大概率会觉得非常辛苦，甚至比宝宝住院期间还要辛苦。2019年4月，掌欣发布了《中国早产家庭蓝皮书》。其中，62.30%的早产儿家长认为宝宝出院回家前3个月是养育最困难的阶段。

这就是说，家长很可能在宝宝出院回家后，迎来最有挑战性的一段育儿时光。但幸运的是，这段时间很快就会过去。大概3个月后，家长就会更加自如地应对生活中的各种状况。

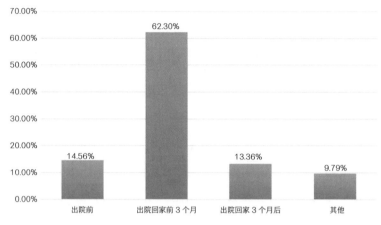

图 2-4 早产儿养育困难阶段

下面罗列了宝宝出院回家之前需要准备的一些物品，供大家参考。

表 2-1 早产儿出院回家的物品准备

推荐品	可选品	不推荐
❶ 铁剂	❶ 婴儿体重秤 1 个	❶ 3 个月后才穿的衣服、纸尿裤
❷ 维生素 A 和维生素 D	❷ 婴儿床 1 个	❷ 不是儿科医生让吃的药
❸ NB 纸尿裤 1 包以上	❸ 加湿器 1 个	❸ 不适合本月龄段的玩具
❹ 隔尿垫 2 ~ 3 个	❹ 取暖器 1 个	
❺ 纱布巾 10 条	❺（早产儿）配方奶粉 1 桶	
❻ 婴儿沐浴露 1 瓶	❻ 母乳强化剂 1 盒	
❼ 当季换洗衣服 5 套	❼ 温奶器 1 个	
❽ 帽子 2 顶	❽ 分段式电热水壶 1 个	
❾ 奶瓶奶嘴 2 ~ 10 套	❾ 奶瓶消毒器 1 个	
❿ 褯褓 / 睡袋 2 ~ 3 个	❿ 储奶袋若干	
⓫ 医用酒精 1 瓶	⓫ 尿布台 1 个	
⓬ 医用棉签 1 包	⓬ 小夜灯 1 个	
⓭ 湿纸巾 / 棉柔巾若干	⓭ 安抚奶嘴若干	
⓮ 婴儿油 1 瓶	⓮ 适龄玩具若干	
⓯ 追视追听玩具 (小沙锤、小红球各 1 个)	⓯ 呼吸监测仪 1 台	
⓰ 健身架 1 个	⓰ 吸氧仪 1 台	
⓱ 体温计 1 个		
⓲ 生长曲线图 1 份		

推荐品

◎ 铁剂

一般情况下，足月宝宝会在出生后6个月左右发生生理性缺铁。早产宝宝因为在妈妈肚子里待的时间不足，出生后身体内没有存储足够的铁，所以更容易在出生后6个月内缺铁。

缺铁会影响宝宝的生长发育，所以早产宝宝通常在出生2～4周后开始补充铁元素。正常情况下，出院前医生会通知家长买铁剂，并告知服用方法和剂量。

缺铁对宝宝生长不利，但补铁过多也会损害宝宝的脏器，同样不利于宝宝的发育。所以，有一些早产宝宝出院时医生认为暂时不需要补充铁剂，就没有开铁剂。但家长在随访时要告知医生，保证在宝宝需要的时候及时补铁，尽可能避免贫血。

◎ 维生素 A 和维生素 D

包括早产儿在内的所有新生儿都需要补充维生素D，这对宝宝钙的吸收非常重要。市面所售维生素D种类比较多，只要是正规厂商出品的都是安全的，家长可以根据自己的实际预算购买。

关于维生素A的补充，国际上存在争议，但中国专家普遍认为，中国人的饮食结构容易缺乏维生素A，因而中国新生儿，包括早产儿，都需要补充维生素A。通常，维生素A和维生素D可以同时补充。

◎ NB 纸尿裤

我们建议用纸尿裤而不是尿布。小宝宝拉撒不固定，如果用尿布，需要随时换洗，牵扯家长太多时间和精力。如果愿意用尿布，建议在晚上用纸尿裤，这样宝宝和家长都能睡得好一些。

大部分早产儿在出院时可以用NB纸尿裤。NB纸尿裤用多久取决于宝宝的生长情况。宝宝每天大概需要8～10片纸尿裤，体重达5千克就可以换S纸尿裤了。家长可以估算一下需要准备多少包，宁可少买也不要多买。

一些体重比较低的宝宝用早产儿专用纸尿裤更合身，可以根据宝宝的情况选择。

◎ 隔尿垫

新手爸妈给宝宝换纸尿裤的时候容易手忙脚乱，垫一个隔尿垫不容易弄脏床单。建议家长买2～3个隔尿垫，方便换洗。

◎ 纱布巾

纱布巾比较柔软，推荐多买一些，给宝宝洗脸、洗屁股、日常擦洗都可以用。

◎ 婴儿沐浴露

给宝宝洗澡不需要每天都用沐浴露，一般一两周用一次就可以。准备婴儿专用洗发沐浴二合一的沐浴露。成人的洗发水和沐浴露往往会添加更多成分。成人皮肤已经成熟，这种洗发水和沐浴露对成人没有伤害，但宝宝皮肤娇嫩，还是婴儿专用的更安全。

◎ 当季换洗衣服

宝宝的衣服一定不要多准备。

有的家长会给宝宝准备几个月后的衣服，但往往几个月后衣服就不合适了。有的宝宝长得快，衣服还没穿就已经小了；有的宝宝长得慢，准备的衣服当季穿可能太大，放到下一年又小了，冬衣尤其如此。

所以，衣服建议就买当季的，合身或者稍微大一些且够换洗就行了。

◎ 帽子

早产宝宝刚回家的时候要注意保暖。因为婴儿头部比例比较大，是主要散热点，所以一般建议给宝宝戴帽子，有助于保暖。

◎ 奶瓶奶嘴

如果宝宝是奶粉喂养或者需要添加母乳强化剂，那么建议准备的奶瓶奶嘴数量是喂奶次数加2。一般新生儿一天喂8次奶，那就准备10套奶瓶奶嘴。这样可以集中清洗和消毒，节约时间。

当然，如果家里人手充足，可以及时清洗消毒，那也可以少准备一些。如果宝宝回家后是母乳亲喂，那也建议准备2套，以防临时要用。

◎ 襁褓／睡袋

给宝宝打襁褓，可以增强宝宝的安全感，帮助宝宝提高睡眠质量，所以建议家长给宝宝准备襁褓／睡袋2~3个，方便换洗。

襁褓／睡袋可以买现成的，也可以自己做，不过要保证宝宝腿部有弯曲活动的空间。

◎ 医用酒精

如果宝宝回家时脐带还没有脱落，需要准备一瓶医用酒精，给宝宝做脐带护理。

护理脐带时，尽管碘伏和医用酒精效果类似，但是更推荐医用酒精，因为碘过多吸收会影响宝宝的甲状腺功能。而且，如果脐带出现感染，碘伏的颜色会影响家长的观察和判断。

◎ 医用棉签

给宝宝护理脐带的时候需要用棉签。女宝宝清洗阴部有时候也需要，所以棉签可以多备一些。

◎ 湿巾纸／棉柔巾

给宝宝清洗小屁股时，有的家长会直接用湿巾纸代替清水；日常清洁宝宝的玩具，也会用湿巾纸代替水。这些在于家长自己的选择，并无对错之分。不过，如果选择湿巾纸，最好用婴儿专用湿巾纸，不要含香料、酒精等成分。

◎ 婴儿油

给宝宝做抚触，能促进宝宝体力和智力发育，所以我们建议家长，宝宝胎龄满36周并且日常代谢稳定以后，要坚持给宝宝做抚触。

和小婴儿相比，大人皮肤比较粗糙，所以抚触前建议家长在自己的手掌上抹点婴儿油，减少和宝宝皮肤接触产生的摩擦。如果没有婴儿油，也可以用食用橄榄油或者芝麻油代替。

◎ 追视追听玩具（小沙锤、小红球）

矫正月龄前3个月，追视追听是宝宝练习的重点。家长可以自己充当玩具给宝宝追视追听，也可以用一个颜色鲜艳的物体给宝宝追视。不过，我们还是推荐买套小沙锤和小红球，拿起来方便，价格也非常便宜。

◎ 健身架

健身架是非常好的玩具，可以增强宝宝的手眼技能。一般在矫正月龄2个月时，就可以给宝宝准备一个健身架了。

无论婴儿床健身架还是地板健身架，都要确保材料安全、可以啃咬。所以，健身架一定要从正规渠道购买，不能马虎。

◎ 体温计

3个月以内的宝宝，如果出现发热需要尽快就医，家长不要随意给宝宝用药。家里最好准备一个体温计，觉得宝宝状态不好的时候，注意监测体温的变化。

推荐耳温枪。传统的水银体温计不安全，操作也不方便，不推荐使用。也不要通过手摸或者额头碰额头的方式判断宝宝体温，这样误差大，容易耽误病情。

◎ 生长曲线图

目前，国际公认的生长曲线是世界卫生组织采集全球不同国家健康生长婴幼儿的生长发育数据，描绘出来的曲线。

生长曲线体现的是宝宝连续生长的过程，和单一的数值相比，更能体现宝宝生长发育是不是正常。

如果宝宝出院的时候还没到预产期，那么可以用早产儿专用的Fenton曲线图，等到预产期之后可以用世界卫生组织的生长曲线图。早产儿家长需要注意，使用世界卫生组织生长曲线图的时候需要使用矫正月龄。

在本书最后，我们附上了Fenton曲线图和世界卫生组织生长曲线图。

可选品

◎ 婴儿体重秤

宝宝的体重、身长和头围是需要家长关注的问题。

如果家里有成人体重秤，可以大人抱着宝宝一起称重，然后再减去大人的体重。不过，这样称重精度不够，误差比较大，想要更精准还是需要婴儿体重秤。

需要提醒的是，给宝宝称体重最好在相对固定的时间段；换好纸尿裤、不穿衣服或者穿重量相似的衣服称，这样误差才会小。不需要每天称重，一般一周一次即可。

◎ 婴儿床

要不要给宝宝买婴儿床因人而异，如果想让宝宝单独睡，或者宝宝需要用呼吸监测仪，那就需要婴儿床了。

婴儿床要选择正规厂家生产的，材料安全更有保障。购买的时候可以确认产品的环保检测报告。

婴儿床建议买床板高度可以调节的。宝宝不会扶站的时候，床板调得高一些，从床上抱起宝宝不会那么累；等宝宝会扶站了，把床板调低，防止宝宝从床上翻下来。

另外，要注意护栏条的间距不能超过6.5厘米，否则会有卡到宝宝头、腿和手的风险，一定要避免。

◎ 加湿器

早产宝宝回家后，家里湿度最好维持在60%左右。在天气比较干燥的地区，家里最好准备一台加湿器。不过，使用加湿器要注意清洗和消毒。不及时清洗和消毒容易滋生细菌，给宝宝带来更大的风险。

◎ 取暖器

早产宝宝刚回家时，保暖比较重要。冬天室温最好维持在24～26℃。家里如果没有暖气，可以买一台取暖器，取暖效果和速度比空调更好。

注意取暖器不要对着宝宝吹，防止烫伤。

◎ （早产儿）配方奶粉

如果宝宝需要吃配方奶粉，家长要根据实际情况准备新生儿配方奶粉或早产儿配方奶粉。不是所有早产儿都需要早产儿配方奶粉。一般来说，如果宝宝出生在孕34周以后，体重达2000克以上，生长速度正常，就不建议吃早产儿配方奶粉了。

早产儿配方奶粉吃到什么时候，要根据宝宝自身的生长曲线决定。宝宝发育达正常标准就可以转常规婴儿配方奶粉了，所以不建议家长一次性买太多配方奶粉，可以等自己更熟悉宝宝的情况后再决定买多少。

◎ 母乳强化剂

出生胎龄34周以上、出生体重2000克以上、生长发育正常的早产宝宝，在母乳喂养的时候一般不需要母乳强化剂。足月小样儿一般不需要母乳强化剂，如果宝宝生长过慢，可以在医生的指导下使用。

其他母乳喂养的早产宝宝一般都需要使用母乳强化剂，直到体重追赶至标准体重平均水平。母乳强化剂的具体使用方法需要听从医生的建议。

母乳强化剂目前国内市场常见的有条装的和罐装的。条装的更方便，罐装的更经济实惠，家长可以根据自己的实际情况选择。只要是通过正规渠道购买，这些母乳强化剂的差别不大。

◎ 温奶器

有时候因为各种各样的原因，妈妈只能把奶吸出来冷藏或者冷冻保存，每次宝宝吃奶时需要温奶。这种情况最好准备一个温奶器，方便控制奶的温度。

◎ 分段式电热水壶

奶粉喂养的宝宝，冲泡奶粉的温度需要控制在40～45℃。目前市面上有分段式的电热水壶售卖，需要冲泡奶粉时直接调到泡奶挡，非常方便。

如果没有购买分段式电热水壶的计划，可以准备一个壶放凉开水，另外一个壶放开水，需要冲泡奶粉时冷热水调一调，在手腕内侧试一下温度，也是可以的。

◎ 奶瓶消毒器

需要奶瓶喂奶的家庭，准备一个奶瓶消毒器可以节约家长的时间和精力。但如果家里不方便添置这些小家电，也可以用干净的锅水煮消毒。

◎ 储奶袋

如果需要存储母乳，建议选择储奶袋。因为储奶袋可以将袋子里面的空气排干净，防止母乳变质，而储奶瓶则做不到这一点。

用储奶袋保存母乳时，每一份的量最好是宝宝一顿吃的量。储奶袋一次一用，不可反复使用。

◎ 尿布台

尿布台的主要作用是给宝宝换尿布和做抚触。最初几个月，尿布台可以减少家长弯腰的次数。此外，尿布台还可以存放给宝宝换尿布时用的东西，比如尿布（纸尿裤）、纸巾、纱布巾、护臀膏等。

但尿布台占地面积较大，而且使用时间不长。很多宝宝会翻身以后就不会老老实实躺着换尿布了，这时尿布台就没用了。

所以，尿布台不是必需品，优缺点都很明显。

◎ 小夜灯

宝宝刚回家的两三个月，家长夜里时不时需要起床喂奶、换尿布等，有个小夜灯方便一些。

除了喂奶，宝宝刚回家，很多家长会不放心宝宝的情况。有了小夜灯，起身了解宝宝的情况时更方便，也不会突然有亮光打扰宝宝和其他人。

◎ 安抚奶嘴

安抚奶嘴能不能用一直备受争议。不过，美国儿科学会等机构认为，使用安抚奶嘴利大于弊，关键是什么时候用、怎么用。

安抚奶嘴的优点有：

● 给宝宝安全感；

● 帮助宝宝更快入睡；

● 锻炼宝宝的吸吮能力。

缺点有：

● 过早使用，可能会引起乳头混淆；

● 使用时间过长，可能会影响牙齿外观；

- 可能会增加宝宝患中耳炎的风险；

- 可能会引起宝宝的依赖。

安抚奶嘴不是必需品，宝宝不喜欢没必要强求。如果你打算给宝宝尝试安抚奶嘴，在购买的时候需要注意：

- 买一体化的安抚奶嘴，配件多的奶嘴会增加宝宝误吞的风险；

- 底座小于宝宝嘴巴的奶嘴一定不要给宝宝用。

使用安抚奶嘴时需注意：

- 母乳亲喂的宝宝不需要使用，妈妈的乳房就是最好的安抚奶嘴；

- 不要用奶瓶的奶嘴代替安抚奶嘴，因为奶瓶奶嘴又软又小，宝宝容易误吞；

- 最好在宝宝1周岁以后，最晚2周岁，戒掉安抚奶嘴；

- 每天使用安抚奶嘴的时间不要太长；

- 宝宝不哭闹不需要用；

- 宝宝睡着后奶嘴掉了，只要没哭闹，就没必要把奶嘴送回去；

- 不要用绳子把安抚奶嘴套在宝宝脖子上，防止宝宝被绳子勒到；

- 安抚奶嘴要注意日常清洁，保持卫生；

- 使用前，拉一拉奶嘴和底座是不是牢固，防止底座脱落，宝宝误吞奶嘴；

- 安抚奶嘴损坏后，要及时更换。

◎ 适龄玩具

在宝宝矫正月龄6个月以前，他需要的玩具很少，家长不必着急购买太多的玩具。

除了追视追听玩具和健身架外，家长可以准备一些耐撕的布书、颜色鲜艳的抓握玩具、黑白卡、婴儿安全镜等。

◎ 呼吸监测仪

如果宝宝出院时，医生认为需要对他进行呼吸监测，可能会建议家里准备一台呼吸监测仪。这时，家长应该听从医生建议，购买监测仪。

如果医生没有推荐，但你觉得缺少呼吸监测仪，宝宝睡觉时可能出现危险而不能马上发现，那也可以准备一个。

需要注意的是，呼吸监测仪在遇到问题时只能发出警报，不能治疗宝宝的呼吸问题。如果宝宝经常出现心动过缓或者呼吸暂停，需要及时看医生。

此外，使用呼吸监测仪一定要严格按照说明书要求操作，尽量减少错误警报的发生。

◎ 吸氧仪

有一些宝宝因为肺部慢性疾病，出院时仍需要吸氧，家里就要准备家用吸氧仪。

选择什么样的吸氧仪可以咨询医生。吸氧仪的使用需要严格按照医生的要求去做，不能随意改变使用时间和频率，也不要擅自调高或者降低氧气浓度。

不需要

以下这些东西家长就不要买了，否则只会造成浪费：

- 3个月后才穿的衣服、纸尿裤；
- 不适合本月龄段的玩具；
- 不是儿科医生让吃的药。

早产儿出院后常见的养育问题

扫一扫，看视频

呼吸

早产宝宝出院初期，家长要特别关注他的呼吸问题，关注呼吸暂停的发生。宝宝出生胎龄越小，越要重视，其中吃奶和睡觉期间是重中之重。

呼吸暂停时间不能超过20秒。时间过长会造成宝宝大脑缺氧，影响脑发育，严重的会危及生命。

观测宝宝是不是呼吸暂停，除了用仪器检测血氧饱和度，还需要观察宝宝的呼吸和皮肤颜色。以孩子状态为主，血氧饱和度检测为辅。宝宝如果憋着不喘气达20秒，而且面色发青，心率和血氧都下降，就属于呼吸暂停，要引起重视并干涉。

宝宝呼吸有时候快，有时候慢，这种周期性呼吸是正常的生理现象。只要在呼吸，家长就不需要担心。

若发现宝宝出现呼吸暂停，家长要给宝宝一定刺激，如弹宝宝足底或者轻轻拍打几下，大多数宝宝能缓过来。

如果因为呛奶出现呼吸暂停，只弹脚底不行，还要把宝宝翻过来拍拍后背，让宝宝把呛到器官中的奶吐出来，才能缓解呼吸问题。

偶尔出现呼吸暂停不需要就医，如果发生频繁，如一天发生几次，就必须上医院查明原因。

保暖

保暖对于维持早产宝宝的体温稳定非常重要。

保暖需要温度适宜，也就是宝宝手脚暖和，脖子和头上没有汗。

出院时，早产宝宝已经有维持体温稳定的能力，不要过度保暖。宝宝如果出汗，通常表明他太热了，需要减衣服。

早产宝宝末梢循环不好，容易手脚发冷。可以通过给宝宝戴帽子、穿袜子的方式局部保暖，而不是一味地加衣服。

不要给宝宝戴手套，这样会影响宝宝用手感觉事物，不利于宝宝生长发育。

喂养

◎ 主食选择

无论住院期间还是出院以后，母乳都是早产儿的首选。

建议宝宝吃母乳到2周岁或者不吃为止（自然离乳）。

奶粉或者混合喂养的宝宝，可以根据宝宝出院情况决定用什么奶粉，具体情况要咨询医生建议。如果宝宝出生胎龄大、出生体重比较重、没有早产儿并发症、体重增长也不错，可以吃正常的新生儿奶粉；如果宝宝出生胎龄很小、出院的时候还没足月，就要吃早产儿院内配方奶粉；如果宝宝的情况介于两者之间，可能要吃早产儿过渡配方奶粉。

什么时候从早产儿院内配方奶粉换到过渡配方奶粉再换到常规奶粉，需要根据宝宝体重、身长的情况，听从医生的建议。

◎ 喂养方法

无论亲喂还是瓶喂，喂养时都要注意卫生，用六步洗手法认真洗手。

虽然母乳要求按需喂养，但早产宝宝刚出院的一段时间内睡觉比较多，如果宝宝睡觉时间超过3小时，就需要叫醒喂奶，否则会影响宝宝体重增长。

喂奶时一定要防止呛奶造成的窒息。

无论瓶喂还是亲喂，都要抱喂，不能让宝宝躺着瓶喂，也不要妈妈和宝宝都躺着亲喂，因为抱起来容易观察宝宝的呼吸、动作和脸色。抱喂使宝宝在体位上有一定倾斜角度，更有利于吞咽，可防止呛奶和溢奶。

喂完奶，要把宝宝竖抱在肩膀上拍嗝10～15分钟，再放下。刚出院的宝宝可能拍不出来嗝，但也要坚持拍。接着，要让宝宝休息一段时间。至少一小时以后再换尿布、做婴儿操等，否则容易引起宝宝吐奶。

在母乳喂养时，如果妈妈的奶流出得比较急，宝宝容易呛到，就可以用手指呈剪刀状掐乳晕处，让奶的流速减慢。

奶瓶喂养需要找到合适的奶嘴，孔太大也容易让宝宝呛到。

营养补充剂

所有营养补充剂，如维生素、铁、钙等，都需要在医生的指导下给宝宝服用，家长自己不要随便添加或者减少，这样不利于宝宝的生长和发育。

◎ 母乳强化剂

小胎龄或者生长发育速度缓慢的母乳喂养宝宝，需要在母乳里添加母乳强化剂。

早产宝宝生长发育需要更多营养，母乳强化剂添加了蛋白质、维生素和矿物质，补充母乳不足。

注意，母乳强化剂是添加到母乳里给宝宝吃的，妈妈吃了没有效果，也不能像奶粉一样直接用水冲调。

当宝宝生长指标达到矫正月龄的25%～50%时，可以遵医嘱慢慢减少母乳强化剂的添加，直至停用。

喂养要适度，不要为了追求生长速度，擅自添加母乳强化剂或者延长母乳强化剂的使用时间。过度喂养会增加宝宝成年后出现肥胖、糖尿病、高血压、冠心病的风险。

◎ 维生素 A 和维生素 D

和足月宝宝相比，早产宝宝需要更多的维生素A和维生素D。

由于早产宝宝的个体差异，前3个月维生素D的补充需要医生指导，通常是800~1000国际单位。

早产宝宝维生素A缺乏，母乳不能提供足够维生素A，需要补充。

母乳喂养宝宝，维生素A和维生素D按照医生要求补充。如果添加母乳强化剂，则需要减去强化剂中维生素A和维生素D的含量，再补充。奶粉喂养宝宝则需要减去配方奶中维生素A和维生素D的含量，再补充。

维生素A和维生素D是脂溶性维生素，不宜加在奶里和奶一起喂服。油质的药液可能会沾在奶瓶、奶嘴上，导致宝宝实际摄入的量不够，建议直接喂服。

◎ 铁剂和钙剂

早产宝宝情况不同，需要补充的铁量也不一样。贫血宝宝一般4毫克/千克体重，不贫血宝宝一般2毫克/千克体重。

铁剂不应与奶一起喂食，会影响吸收，建议至少在吃奶半小时后再喂食。

铁剂可以与维生素C或叶酸（如果医生建议补充）一同服用，促进吸收。

铁剂对肠胃有一定的刺激，有些宝宝服用铁剂会呕吐。如果反复尝试宝宝都无法适应，请咨询儿科医生。

宝宝是否需要补钙要根据生长情况和喂养方式决定，不能一概而论。所以，补钙需要遵医嘱，不要随便补。

钙剂不能和奶一起喂服，会导致吸收不良，应在吃完奶至少半小时后再服用。

◎ 益生菌

正常情况下不需要添加益生菌。如果宝宝消化不好、大便不正常，可以用益生菌调整。

◎ DHA

DHA是否需要补充目前国际上没有达成共识。《欧洲早产儿喂养指南》建议早产宝宝补充DHA到胎龄40周，也就是补充到预产期。40周以后，宝宝自己有合成DHA的能力了，不需要补充。而且，早产儿妈妈的母乳中含有较高的DHA，早产儿配方奶中也含有DHA。

睡眠

还不会抬头的宝宝，睡觉可以选择仰卧和侧卧。白天有人一直看着的时候也可以俯卧睡，但如果没人一直盯着，要确保安全，千万不要俯卧，防止宝宝头部向下，呼吸道被堵，造成窒息。

侧卧时，宝宝头部可以左右两边轮换朝向，这样可以防止睡偏头。但要确保宝宝的姿势不会从侧卧变成俯卧，造成窒息风险。

宝宝床上不要有太软的东西，也不需要枕头，更不要放置毛绒玩具等杂物，否则会增加窒息风险。

宝宝的被子不要太厚，不要盖到宝宝脸上。更推荐用婴儿睡袋，不会捂住宝宝的鼻子。

和大人同床时，大人不要与宝宝使用一床被子。宝宝可不可以和大人同床，没有明确规定。只要大人方便，保证被子等物品不会捂到宝宝、大人不会压到宝宝就可以。

环境

日常室温维持在22～24℃。洗澡抚触时，室温最好能达到26～28℃。

室内湿度维持在55%～65%，达不到可以使用加湿器。不过，加湿器很容易滋生细菌，需要每天做好清洁工作，不能马虎。

宝宝居住的房间需要定时通风，每天至少2～3次，保持室内空气的新鲜。

家里需要注意卫生，打扫干净，但不需要所有东西都消毒。适量的细菌有利于提高宝宝的免疫力。

矫正月龄满月之前，不建议亲朋好友来探望宝宝。成年人可能会携带很多细菌病毒，但成年人抵抗力强，不会发病，却可能会传染给宝宝。

如果家里人感冒，无论是不是流感，都尽量别再接触孩子。必须接触时，家长需要洗手、戴口罩。如果妈妈感冒了，给宝宝喂奶时要戴口罩。

不建议带小宝宝去商场、超市这类人多密闭的环境。

空气新鲜的环境对宝宝生长有利。等宝宝身体状况稳定了（一般到预产期以后），可以带他到户外去。

生长发育

◎ 生长发育标准

● 早产宝宝发育标准需要使用矫正月龄。

● 足月小样儿不需要使用矫正月龄。

● 发育标准看生长曲线，不看个别数值。生长曲线在10%～90%的范围内都是正常的。

● 每个宝宝的生长有个体差异，不要和别的宝宝比。

● 给宝宝测量身长、体重最好能定时定点，这样相对精准。

● 如果使用了早产儿配方奶粉或者母乳强化剂，一般达到相应矫正月龄指标的25%～50%，就可以考虑换普通新生儿配方奶粉或者停用母乳强化剂。

◎ 袋鼠抱

● 袋鼠抱是一种安全有效的早产儿护理方式。

● 长期生活在同一个家庭中的人，比如爸爸、妈妈、爷爷、奶奶、外公、外婆，因为菌群相似，都可以给宝宝做袋鼠抱。

●给宝宝做袋鼠抱的人需要身体健康、神志清楚。如果长辈年纪大，身体不灵活，不建议给宝宝做袋鼠抱。

●有感染性疾病，比如感冒发热，或者身上有破溃地方的人，不建议给宝宝做袋鼠抱。

●袋鼠抱时间越长越好，每天至少连续1小时以上，甚至更长。

◎ 追视追听

●小宝宝对红色最敏感，准备一个直径5～6厘米的红色小球。再准备一对小沙锤。

●视觉训练时，红球距离宝宝20厘米左右，早产宝宝能做到转头60度就可以，90度更好。

●听觉训练时，小沙锤距离宝宝一侧10～20厘米，快速摇晃，10秒左右换另外一边。

◎ 抚触

●抚触最好在宝宝胎龄36周以后再开始做，宝宝太小可能会不耐受。

●抚触要注意保暖，室温最好能达到26～28℃。

●抚触力度从轻柔逐渐加重，让宝宝逐渐耐受。

●抚触不需要一次一整套全部做完，只要宝宝表现出不耐烦就不要再做了。

◎ 随访

出院随访非常重要。每次随访除了根据宝宝的身长、体重、生长情况，医生会给出科学的喂养指导外，还会监测宝宝神经运动的发育状态。及早发现异常情况并干预，对于降低脑瘫和智力低下等风险有着重要意义。

家长一定要高度重视每次随访，不要因为路远、排队等困难随意取消随访。惨痛的教训时常发生，切记！

一般出院时，医生会告诉你应该去哪里随访。随访时，早产宝宝的状况是参考矫正月龄来评估的。一般来说，出生胎龄28周以上的宝宝使用矫正月龄至2周岁，出生胎龄28周以下的宝宝使用矫正月龄至3周岁。

医生会根据早产儿的出生情况把宝宝分为高危早产儿和低危早产儿，然后制定随访时间。

●高危儿：一般出院后1～2周进行第一次随访；半岁以内每个月进行一次随访；半岁以后根据情况随访，无异常可以2个月一次，有异常则1个月一次；1岁以后2～3个月进行一次随访；2岁以后如果完成追赶生长，转为低危儿进行管理，否则2～3个月随访一次。

●低危儿：一般出院后第一个月内进行第一次随访；半岁以内每1～2个月进行一次随访；半岁以后根据情况随访。

早产儿出院后的常见问题

◎ 黄疸

●早产儿黄疸持续时间更长，消退过程更慢。

●宝宝只是脸和上半身发黄，家长正常喂养即可，不需要特别干预。

●如果宝宝全身上下，甚至手心、脚底都黄了，一定要马上去医院就医。

●母乳性黄疸不需要停母乳，可以自然消退。

◎ 发热

●婴儿体温超过37.5℃（排除室温过热、衣服太多、剧烈哭闹等特殊情况）就可能是发热。宝宝矫正月龄如果在3个月内，发热后应当立刻就医。无论哪种发热都不要擅自用药。

●如果宝宝矫正月龄在3个月以上，发热后可以先观察情况。如果体温不超过38.5℃、精神状态不错、热退下来能够吃奶,矫正月龄3～12个月的宝宝呼吸＜50次／分钟,1岁以上的宝宝呼吸＜40次／分钟,那么可以继续在家观察。

●如果宝宝矫正月龄在3个月以上,体温在38.5℃以上,且身体不适,可以严格按照说明书剂量给宝宝口服退热药。同时,注意补充水分,持续观察体温的变化。

退热药起效需要一定的时间,在药品说明书规定的时间内不要重复给药。没有医嘱的情况下,不建议给宝宝服用复方类感冒药。复方类感冒药中可能含有退热成分,会与退热药剂量叠加,导致药物过量中毒。

●如果宝宝发热后,精神状态很不好,矫正月龄3～12个月的宝宝呼吸＞50次／分钟,1岁以上的宝宝呼吸＞40次／分钟,或者体温超过39℃,出现服用退热药之后退热效果不好等情况,那么需要尽快就医。

●不建议在没有医嘱的情况下给宝宝服用抗生素类药物。

◎ 早产儿视网膜病

●早产宝宝出生时,视网膜血管还没有发育成熟,容易发生早产儿视网膜病,严重的可能导致失明。所以,家长一定要按照医生的要求进行眼底筛查。

●一般到预产期前后,宝宝要再做一次眼底筛查。如果眼科大夫告知眼睛没问题了,那么就不需要再做检查了。

◎ 动脉导管开放／卵圆孔未闭

很多出生胎龄小的早产宝宝，由于发育不成熟，导致动脉导管、卵圆孔没能正常关闭，造成动脉导管开放和卵圆孔未闭的情况。如果宝宝住院期间做心脏超声发现这类问题的话，那么一般在出院之后还需要遵医嘱再做一次心脏超声，检查动脉导管和卵圆孔是否闭合。

足月小样儿

足月小样儿不需要使用矫正月龄，且更加鼓励母乳喂养。因为母乳里含有调节孩子生长的激素，可以减少宝宝脂肪堆积，促进蛋白质合成，对宝宝未来生长更有利。

但足月小样儿一般喂养比较困难，容易出现喂养不耐受、爱吐奶等问题。这是正常的，孩子能吃多少是多少，一般不需要吃早产儿配方奶粉或者母乳强化剂。

另外，要尽可能增加足月小样儿的运动量。

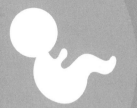

早产儿
日常护理

CHAPTER

3

◆ 家庭环境

▍早产宝宝居家环境布置

对很多早产儿来说，出院回家不代表治疗和监测已经结束，家长要做好心理准备，迎接养育之路上的各种困难。

和足月儿相比，早产儿发育不成熟、免疫力低，加上出生后没能和父母生活在一起，出院回家代表进入一个全新的陌生环境。所以，无论对家长还是宝宝来说，回家初期都是对身体和心理的挑战。家长一方面要相信自己有能力养好宝宝，另一方面要听从医生的专业建议和意见，用科学的态度和方法帮助宝宝健康成长。

一个适宜的环境会让宝宝生活得更加舒适，也更容易心情愉悦。

有条件的家庭，可以准备新风系统或者空气净化器。如果条件不允许，也要做到经常通风透气，让家里保持空气新鲜。但注意不要让宝宝吹穿堂风，否则会导致身体过度散热和受凉，使宝宝生病。

宝宝居住的房间最好满足以下条件：

- 冬天室温维持在26℃左右；
- 夏天室温维持在28℃左右；
- 室内湿度维持在55%～65%；
- 阳光充足；
- 通风条件好；

- 噪声少；

- 色彩丰富。

以上条件并不是都要达到，家长不要有太大压力。家庭环境是养育宝宝中很小的一环，给宝宝爱、关心和安全感更为重要。

冬天如果室温达不到，就给宝宝多穿点衣服保暖；夏天室内太热，给宝宝少穿些衣服，不要捂着。

冬天无论用暖气还是空调取暖，空气都比较干燥，建议家长使用加湿器，保证空气的湿度。需要特别提醒的是，加湿器非常容易滋生细菌，要每天换水，每周彻底清洗。

另外，夏天无论用风扇还是空调降温，使用前都要清洗，防止积累的灰尘和病菌从风口吹到空气中。

附：加湿器的选择和清洗

如何选择、使用和清洗加湿器，才能让宝宝安全舒服地度过一整个冬天？

◎ 冬季空调的使用

在北方，每年冬季一般都有集中供暖保证。但在阴冷潮湿的南方，开空调还是不开空调就成了一个问题。有些家长坚决反对开空调，因此往往都是室内比室外冷。

穿得过多会阻碍宝宝的运动发展，也会阻碍宝宝的触觉发展。最常见的一个表现就是在冬季宝宝的大运动发展比标准慢，有的宝宝还会出现讨厌被抚摸等轻微的感觉失调。

因此，在寒冷的冬季，与其把宝宝裹成粽子，不如开空调，让宝宝在室内穿单衣活动。

关于室内温度多少合适，大家可以结合自身体感舒适度进行调整。

◎ 加湿器的作用

干燥的空气会导致皮肤干燥，加速空气中细菌的滋生，加重宝宝已有的过敏、感冒、咳嗽等呼吸道问题。

用了暖气或者开了空调后，室内空气湿度一定会下降，这时就需要用到加湿器了。

◎ 加湿器的清洗

干净的加湿器才是安全的加湿器。

使用脏的加湿器会导致一些健康问题，尤其会加重过敏、哮喘和一些呼吸道问题。市面上有一些加湿器宣称抗菌，但曾有机构对市面上34款加湿器做了实验，发现那些带有抗菌功能的加湿器，如果连续使用3天不清洗，喷出来的湿气中的微生物含量也会显著增加。

因此，一定要定期清洗加湿器。

但不是所有加湿器制造商都会在说明书上列明清洗建议，为了宝宝的健康，家长可以这样清洗：

● 每天一次常规清洁，即清空加湿器里剩余的水，用流水冲洗储水罐，擦干底座后重新灌干净的水；

● 每周一次大清洁，即用白醋中和水垢，然后用清洁剂或者漂白剂彻底清洁整个部件；

● 收起来前像每周大清洁那样进行一次彻底清洁，彻底擦干后再收起来；

● 每年冬季重新使用前，仍需要进行一次彻底清洁。

为了宝宝和全家人的呼吸健康，千万不要犯懒，一定要记得每天清洗时把底部的积水倒掉，并按要求清洁。

◎ 选购加湿器的主要考虑因素

●根据喷出来的水雾的温度，市面上有热雾加湿器和冷雾加湿器。考虑到可能灼烧的隐患，一般建议使用冷雾加湿器。

冷雾加湿器又分纯净蒸发型和超声波型两大类。超声波型是目前市面上最普遍的款式，优点是耗电小、寿命长，缺点是如果使用的水质过硬，会出现"白粉"现象。纯净蒸发型尽管没有"白粉"问题，但噪声过大，而且需要定期更换纸芯。

●为了保证加湿器发挥更好的作用，需要根据屋子大小选择功率。这里需要提醒一下，如果你只是希望家里局部湿度提高，比如宝宝的床边，那一个小功率加湿器就足够了。小功率加湿器适用于小于28平方米的屋子；中功率加湿器适用于28～46平方米的屋子；大功率加湿器适用于47～93平方米的屋子。

●加湿器每天都需要清洁，所以要求方便拆装、没有太多过于复杂的配件。那种小孔很多的加湿器千万不要选，清洁起来太麻烦。

●如果需要长时间使用加湿器，选择一款合适的水箱容积也很重要，这样可以避免频繁加水的麻烦。

◎ 关于加湿器的"白粉"现象

超声波加湿器很容易出现"白粉"现象，这是大部分父母不愿使用加湿器的一大原因。这种现象通常出现在水质过硬地区，因为硬水中含有很多矿物质。加湿器把水打成水雾的同时也把很多矿物质打碎，随着水雾进入空气，形成了"白粉"。

"白粉"会成为微生物滋生的温床，同时也会随着呼吸进入人体呼吸道。如果宝宝已经有一些呼吸感染问题，就会加重症状。

因此，建议在水质比较硬的地区使用纯净水、凉开水，或者购置一款水质软化器。

常见问题

Q | 宝宝出院回家前，家里需要用消毒液消毒吗？

A | 不需要。尽管早产宝宝因为身体弱，照顾起来要更精细，但过分精细并不利于宝宝成长。早产宝宝不需要也不应该生活在无菌的环境中，适当接触细菌有利于提高宝宝的免疫力。

所以，宝宝回家前后，家长只要保持家里环境的清洁和空气新鲜，而不要额外消毒。

Q | 给宝宝准备的床单、被罩、衣服需要用消毒剂消毒吗？

A | 不需要。宝宝日常接触的床单、被罩、衣服等，如果是新的，给宝宝用之前需要按照正常洗衣流程清洗一遍。宝宝换洗的衣服正常洗就可以，不需要使用消毒剂。

清洗衣物的时候要多漂洗几次，避免残留物给宝宝皮肤造成刺激。婴儿专用洗衣液的刺激性会小一些，但同样需要注意漂洗干净。

Q | 宝宝奶瓶需要消毒吗？

A | 需要。水煮消毒是简便又实惠的方法，家长只需要准备一个专用不锈钢锅、一个奶瓶夹和一个专门放干净奶瓶的地方就可以了。

奶瓶消毒的具体操作方法如下。

● 用清水清洗好奶瓶、奶嘴和奶瓶盖等奶具。

● 如果奶瓶是玻璃的，将奶瓶放入锅内。锅内放冷水没过奶瓶瓶身，水烧开后等5分钟左右，然后放入奶嘴、奶瓶盖等塑料制品，再烧3分钟左右，最后用奶瓶夹夹出晾干。

● 如果奶瓶是塑料的，先将水烧开，然后放入所有塑料制品烧3分钟，再夹出晾干。

家长也可以买专门的奶瓶消毒机，按照说明书操作就可以。

注意

● 无论是母乳还是配方奶，放到奶瓶里以后，在室温环境下都不要存放超过1小时。用完的奶瓶要及时用水清洗干净，之后再集中消毒。

● 消毒奶瓶的锅一定是专用锅。新锅最好，也可以用家里的旧锅，但一定要清洗干净。而且，用来消毒奶瓶的锅以后除了烧开水，就不要做其他用途了。

● 宝宝奶瓶用清水消毒就可以。如果觉得奶瓶脏，最多一周用奶瓶清洁剂清洗一次，不用也没关系。

● 奶瓶塑料部分不能煮太长时间，否则容易老化变形。

● 洗好的奶瓶建议放在干净有盖子的盒子里储存，防止污染。

Q 给宝宝喂奶或者换尿布前，手需要消毒吗？

A 不需要。按照六步洗手法将手清洗干净即可。

Q 家里人从外面回家，需要消毒吗？

A 有时需要。在流感等传染病高发季节，如果大人曾经在人员密集场所待过或者乘坐过公共交通工具，比如公交车、火车、飞机、地铁等，又或者接触过疑似流感等传染病患者，回家之后就要漱口、洗澡、洗鼻腔，并换衣服。如果不能及时洗澡，可以换掉最外面一层衣服，清洗皮肤裸露部位，包括脸、四肢、脖子等。手和胳膊这些与宝宝亲密接触的部位要用消毒洗手液洗一下，鼻腔里面用淡盐水冲一冲，漱一下口，再和宝宝接触。

Q | 家里有抽烟的人该怎么办？

A | 最好戒烟，如果戒不了，至少不在家吸烟。

吸烟不仅危害自己的健康，而且二手烟对其他人危害更大。如果家里有宝宝，哪怕不是早产儿，也不可以在家里吸烟。早产儿的肺部功能更加脆弱，所以家里必须禁止吸烟。

如果家人烟瘾很大，抽烟需要到外面，回家后要漱口、洗手。

Q | 家里有人生病了，需要和宝宝隔离吗？

A | 分情况。家人如果是呼吸道疾病，如流感、普通感冒等就需要隔离，不要接触。

哺乳期妈妈感冒了，如果症状比较重，如发热、咳嗽、全身不适等，可以把母乳吸出来让家人代喂。如果症状比较轻，妈妈可以戴上口罩，洗净手、脸和胳膊，再喂宝宝。

遇到不确定的情况，建议去医院咨询医生。

Q | 有了宝宝以后，我家养的宠物需要送走吗？

A | 不一定。有的宝宝对动物皮毛过敏，这种情况需要将家里的宠物送走。

如果宝宝没有过敏，那可以不用送走宠物。有研究表明，从小和宠物一起长大的宝宝，患过敏和哮喘的概率更低。这可能是因为宝宝从小接触动物皮毛等过敏原，逐渐培养了更强大的免疫力。

但照顾早产儿是一件非常消耗体力的事，如果家庭成员已经非常疲惫，没有精力再照顾宠物，那么也可以将宠物暂时送走，将来根据实际情况再决定要不要继续养宠物。

此外，如果决定养宠物，一定要做好定期防疫和驱虫。不管宠物个性如何，都不要让宠物和5周岁以内的宝宝单独相处，以免发生意外。

总之，在精力、能力和宝宝身体条件允许的情况下，正确养宠物对宝宝的成长有利，自己家原有的宠物不需要送走。

Q | 宝宝出院回家了，亲朋好友可以来探访吗？

A | 尽量不要。宝宝出院了，家里亲朋好友很关心他，想来看看他，是可以理解的。但早产儿本身对周围的环境就比较敏感，刚回家需要时间适应新环境，这个时候如果频繁有陌生人来访，对宝宝来说是个干扰，不利于宝宝适应家庭环境。

此外，早产宝宝一般身体比较弱，在传染病高发季节，频繁与陌生人接触也会增加感染病毒的风险。

所以，宝宝出院回家后，如果有亲朋好友想来探望，可以表达感谢，建议对方等宝宝身体更强壮以后再来。如果难以拒绝，那么限制每天来访的人数和探访时间，并让到访者在接触宝宝前洗手。

◆ 穿　戴

▍宝宝衣物的选择

衣服

现在市面上婴儿衣服种类繁多，让人眼花缭乱。给宝宝选衣服时，可以参考以下几点：

- 宝宝衣服最重要的是纯生物纤维、舒服、干净；

- 衣服不要选化学纤维的，不透气；

- 要选择正规厂家生产的衣服，有合格证，安全类别是A类（A类代表可以直接和皮肤接触）；

- 避免衣服上有太多线头（曾经出现过线头差点把宝宝手指绕到缺血坏死的案例）；

- 衣服尽量不要有扣子和其他装饰物，否则小宝宝容易硌到，大宝宝有误吞的风险；

- 如果一开始给宝宝穿衣服不熟练，可以选择对襟的衣服，穿起来比较简单；

- 宝宝衣服颜色尽量选浅色，因为深色的衣服容易掉色，小宝宝喜欢咬衣服，会把染料吃进肚子里；

- 不要给宝宝买太多衣服，因为宝宝长得快，衣服买多了可能来不及穿就穿不了了；

● 给宝宝买衣服可以宽松一点，但不要贪大，一方面衣服太大不方便宝宝活动，另一方面等宝宝穿着合适了，又过季了。

每个宝宝生长速度不一样，长得快的宝宝可以把衣服买大2～3个月，长得慢的宝宝根据月龄买，或者买大1～2个月即可。

襁褓

小月龄的早产宝宝大多有惊跳反射，包襁褓可以让宝宝睡得更踏实，这一点对早产宝宝尤为重要。宝宝的襁褓一定要上紧下松，让宝宝胳膊不动，腿可以动。每次包好检查一下，看看宝宝的腿是否可以活动，是否有空间让宝宝形成青蛙腿。

安全座椅

给宝宝选安全座椅时，如果宝宝坐下后两条腿并拢，就不要选，要选择可以让宝宝的腿呈自然放松状态的座椅。还要注意座椅适合的体重范围和年龄，并根据使用说明规范使用。

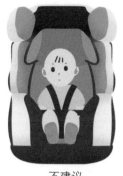
不建议

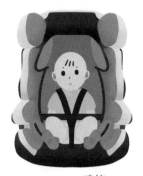
建议

图 3-1

背带

足月儿在3个月前，头控通常是不稳的，早产儿则要看实际情况。这时候如果需要用工具抱宝宝，一定不要强行掰直宝宝脊柱。工具最好选择背巾，软布料的背带次之。

一般宝宝3~5个月大，头控稳定以后，可用的背带就有更多选择了。

给宝宝买背带，最好还是试一试，确保宝宝坐在里面时腿呈八字形。这样才说明宝宝是整个屁股坐在背带上的。

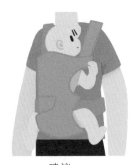 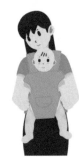

建议　　　　　　　　　　　　不建议

图 3-2

腰凳

腰凳一定要等宝宝头控稳了再用。宝宝坐在腰凳上时，要确认宝宝的坐姿呈M形。

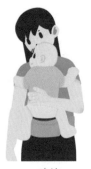 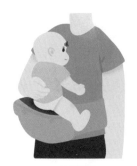

建议　　　　　　　　　　　　不建议

图 3-3

当把宝宝面向外抱时，同样要注意对宝宝脊椎的保护，保证宝宝下背部是紧贴父母的，大腿和背部呈直角，同时膝盖自然弯曲放松。

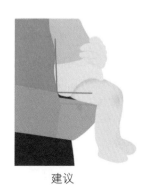

建议   不建议

图 3-4

简而言之，日常生活中尽量不影响宝宝腿的自由活动，否则会干扰宝宝的自然生长，有弊无利。

▌给宝宝穿脱衣服

扫一扫，看视频

不少早产儿和足月小样儿回家时还很瘦小，身体很软，很多家长都不知道该怎么给宝宝穿脱衣服，怕自己不小心弄伤宝宝。

家长其实不需要有这样的顾虑，早产儿和足月小样儿虽然比足月儿瘦小，但日常养育的大部分情况和足月儿区别不大。

掌握正确的穿脱衣方法可以让照顾宝宝的人更轻松，而且不需要因为宝宝和足月儿的差异而过度担心。

一般给小宝宝穿对襟服（和尚服），因为穿脱比较方便。

脱衣服的步骤：

❶ 将宝宝面朝上，平放在床或者换衣台面上；

❷ 把所有纽扣或系带解开；

❸ 一只手拿住裤筒口，一只手把宝宝的脚拿出来；

❹ 两只脚脱下来后，一只手拿袖筒，一只手把宝宝的手拿出来；

❺ 抱起宝宝，衣服脱下来了。

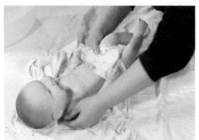

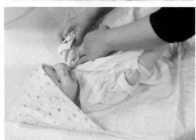

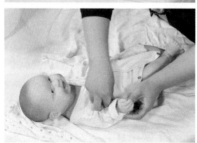

图3-5

穿衣服的步骤（图3-5）：

❶ 将衣服纽扣或系带全部解开，平铺在床或者换衣台面上；

❷ 抱起宝宝，面朝上轻轻放到衣服上；

❸ 面向宝宝，一只手拿着衣服袖筒口，另一只手抓住宝宝的手腕，把手套入袖筒；

❹ 一只手抓住裤筒口，另一只手抓住宝宝的脚踝，把脚套入裤筒；

❺ 扣上纽扣或者系好带子；

❻ 把衣服整理平整，如果衣服太大，就挽起袖子和裤腿。

注意

对襟服穿脱方便，比较适合新手爸妈。不过，买的时候要注意纽扣不要凸出，否则宝宝趴的时候不舒服，容易硌到。

给宝宝打襁褓

给宝宝打襁褓，可以增加宝宝的安全感，提高睡眠质量。那么，应该怎么给宝宝打襁褓呢？

打襁褓的要点是：上紧下松。上紧就是宝宝上半身要裹紧，防止宝宝挣开襁褓；下松就是下半身要宽松，保证宝宝腿有弯曲活动的空间。

现在很多地方都能买到襁褓睡袋，使用方便。如果购买不方便，也可以准备一块长、宽各1米左右，质地软和，纯棉面料的毯子给宝宝打襁褓用。

常用打襁褓步骤如下（图3-6）。

❶ 将毯子铺开呈菱形。

❷ 折叠上方的一个角，形成一个平面。

❸ 将宝宝放在毯子上，肩膀和折叠的平面对齐或者稍微高出折叠的平面。

❹ 一只手将宝宝右臂放下固定，另一只手抓住右侧毯子的角，裹住右手臂和右胸。

❺ 将右侧毯子压在宝宝左侧身体下面。注意，毯子一定要在宝宝的脖子下面，不能盖住宝宝的鼻子。

❻ 将左侧毯子压在宝宝右侧身体下面，用宝宝的身体重量固定襁褓的上半部分。

❼ 将毯子下半部分理平整，保证宝宝的腿部有活动空间，襁褓就打好了。

中国传统的"蜡烛包"把宝宝的腿包得紧紧的，甚至用绳子绑直。这种做法是非常错误的，不仅不能让宝宝的腿更直，还有可能使宝宝髋关节发育不良，有害无益。所以，家长一定要避免在打襁褓时把宝宝的腿拉直，不给腿活动空间。

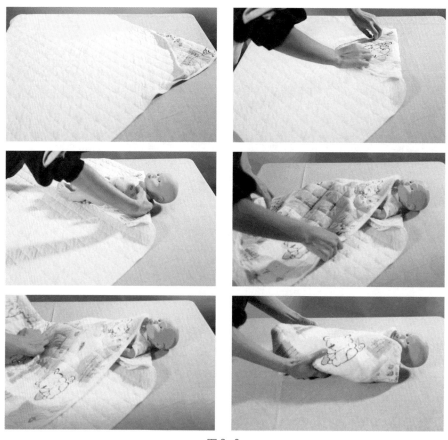

图 3-6

常见问题

Q | 宝宝好像是罗圈腿，需要拉直吗？

A | 一定不要。宝宝在子宫里时，双腿都是蜷缩着的，盆骨和膝盖呈自然弯曲。宝宝出生后，大概需要几个月的时间关节才能正常伸展，长成直直

的腿要到10岁左右。

我们看到的婴儿八字腿，其实是宝宝的关节还没有伸展开。这是正常的，千万不要强行拉直。

日常生活中，我们不仅不要拉直宝宝的腿，还要注意让宝宝的腿有自由活动的空间，这样才有利于宝宝的生长发育。

Q | 宝宝穿百家衣/旧衣服真的好吗？

A | 百家衣是中国流传的育儿传统，就是向亲朋好友讨一些旧布做成衣服给宝宝穿，寓意求百家之福。现在也有人认为给宝宝穿旧衣服更好，因为旧衣服洗过多次，面料更软，有害物质也都挥发了。

但也有不少年轻家长不认同这个观点，觉得旧衣服不卫生，自己买的衣服更放心。

其实，这两种观点并没有绝对对错。百家衣是讨个吉利，只要布料是纯棉的、干净的，给布料的家庭没有传染病，那么给宝宝做一两件百家衣也未尝不可。

旧衣服和百家衣类似，只要旧衣服的来源是安全可靠的，宝宝穿也没什么关系。现在生活水平普遍提高，宝宝的衣服都不少，而婴儿期长得很快，很多衣服宝宝没穿几次就穿不了了，这样的旧衣服比新衣服更柔软，宝宝穿起来更舒服。

当然，新衣服只要是正规厂家生产的合格产品，就不会对宝宝造成任何伤害。

所以，在给宝宝穿衣服这件事情上，只要来源安全，不管新衣服还是旧衣服都是可以的。家长们可以根据自己的实际情况选择，不需要纠结。

Q | 怎么知道宝宝衣服穿多了还是穿少了？

A | 判断足月宝宝衣服穿多少，只需要摸宝宝脖子后面，温热就是穿得正好。

早产宝宝因为身体先天条件较弱，维持体温稳定非常重要，所以很多早产宝宝出院时，医生会叮嘱"注意保暖"。那么，保暖究竟是穿多少呢？

对于刚出院的早产宝宝，如果回家后手心、脚心暖和，脖子和头上没有什么汗，那么穿的衣服和包被就是合适的。

新生儿因为心脏比较小，一次能泵出来的血液少，可以达到手脚的血液也少，手脚很容易发凉。对于新生儿来说，这个没什么问题，但对于早产儿来说，维持体温稳定对于生长发育很重要，手脚冰凉需要重视，要尽量保证全身暖和。

给早产宝宝保温的最佳方案是保持适宜的室温。冬天室温保持在26℃左右，夏天保持在28℃左右。在这种条件下，宝宝比大人多穿一件就可以了。

但很多时候，我们没有办法让室温达到最佳要求，尤其是冬天没有暖气的地区，室温要达到26℃是比较困难的。这时候就需要注意给宝宝穿衣保暖了。

前面提到，因为新生儿很容易手脚冰凉，所以要注意局部保暖，比如戴帽子、穿保暖的袜子和鞋子，不要一味加衣服。

宝宝的手因为需要探索外面的世界，发展触觉，所以出门时可以给宝宝戴手套，在家就不要戴了。

现在很多家长听说早产儿要保暖，就给宝宝穿很多。尤其在冬天，宝宝穿很多衣服，弄得全身都是汗，这样肯定就是穿得太多了。

穿太多对宝宝身体发育没什么好处，因为不利于宝宝活动。家长需要注意，宝宝身上有汗就说明穿多了，要适当减衣服。

Q | 宝宝一定要穿袜子、戴帽子吗？

A | 早产宝宝早期需要戴帽子，足月儿不一定。

中国传统习惯有"护头护脚，防止寒气"的说法。有些家长甚至夏天也让宝宝穿袜子、戴帽子，这是没有必要的。只要宝宝衣服穿得合适，没有哪个身体部位需要特别保暖。

但早产宝宝早期需要注意头部保暖，因为早产宝宝的头相对比较大，是散热的主要部位。对于需要保暖的早产宝宝来说，戴帽子还是很重要的。

等早产宝宝身体逐渐强壮，随访医生认为可以常规养育后，袜子、帽子就不是必须穿戴的了。

Q | 宝宝肚子要特别保暖吗？

A | 不需要。早产宝宝要注意全身保暖。肚子和头、脚一样都要保暖，不是只保护肚子。

Q | 宝宝总是抓自己，要戴手套吗？

A | 不需要。婴儿新陈代谢特别快，指甲长得也快，尤其是手指甲。宝宝的小脸经常会被自己的指甲抓破，有时候看上去比较吓人。

有的家长为了防止宝宝的脸被抓，会给宝宝戴手套，但最好不要这样做。因为给宝宝戴上手套，宝宝就不能用手感觉事物，会影响触觉发育。

一般来说，宝宝的抓伤虽然看着吓人，但恢复得也快。如果担心宝宝抓伤，就及时给宝宝剪指甲。

◆ 抱

　　一般情况下，刚回家的宝宝还不能抬头，这时候抱宝宝最重要的原则是托住脖子和头部，尽量不要晃动，让宝宝的身体有支撑。

　　不管怎么抱宝宝，都需要注意：

- 在变换姿势的时候，幅度变化不要太剧烈，要轻柔；
- 不要频繁变换姿势，尽可能平稳；
- 注意头颈和臀部的支撑，这一点非常重要；
- 抱好宝宝以后，观察一下宝宝的肚子和脖颈，看看脖子是不是伸展开了，呼吸是不是正常。

　　对于不会抬头的宝宝，常用抱法有摇篮式、直立式和橄榄球式。无论哪一种方法，第一步都是把宝宝抱起来。

▍将宝宝抱起来

❶ 一只手伸到宝宝脖子下方（图3-7）。

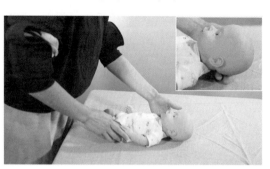

图3-7

126

❷ 另一只手托住宝宝屁股（图3-8）。

❸ 抱起宝宝（图3-9）。

在把宝宝从躺着的状态抱起来时，要注意托住宝宝的脖子和臀部。

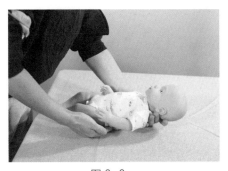

图 3-8

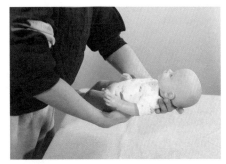

图 3-9

▌抱的姿势

摇篮式

❶ 一只手托着宝宝脖子，另一只手托着宝宝的屁股，抱起宝宝。

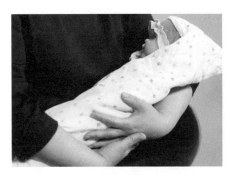

图 3-10

❷ 将宝宝的头枕到手臂上。

❸ 肘部托着宝宝的脖子，两只手托着宝宝的屁股（图3-10）。

直立式

❶ 一只手托着宝宝脖子，另一只手托着宝宝的屁股，抱起宝宝。

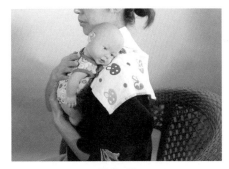

图 3-11

❷ 将宝宝的头靠在肩膀上（图3-11）。

❸ 调整宝宝头的位置，让宝宝的脸侧过来，确保宝宝可以自由呼吸。

❹ 原来托着宝宝脖子的手，改为护着宝宝的脖子和脊椎。

橄榄球式

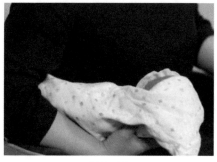

图 3-12

❶ 一只手托着宝宝脖子，另一只手托着宝宝的屁股，抱起宝宝。

❷ 将宝宝夹在身体一侧，并让宝宝的身体躺在该侧手臂上。

❸ 一只手托住宝宝的脖子，另一只手放松（图3-12）。

注意

橄榄球式抱双胞胎很方便。

宝宝不能抬头时，骨骼还比较软，抱宝宝的时候一定要让头颈部有支撑。以下几种抱宝宝的姿势一定不能做！

● 摇篮式抱着宝宝的时候手臂没有支撑住宝宝的脖子；

● 直立式抱着宝宝走路或者摇晃，手没有护住宝宝的脖子；

● 橄榄球式抱着宝宝的时候，只是夹着宝宝，没有让宝宝的身体躺在手臂上；

● 橄榄球式抱着宝宝的时候，手没有托着宝宝的头；

● 让宝宝坐在手上；

● 剧烈摇晃宝宝；

● 抛接宝宝。

简而言之，宝宝还不会抬头时，一定要注意：

●让宝宝头颈有支撑；

●脊椎不要受到太大压力；

●宝宝的头、颈椎、脊椎尽量在同一水平线上。

学会并坚持正确抱宝宝，避免宝宝受到不必要的伤害。

一般宝宝在矫正月龄6个月以后，可以在没有任何支撑的情况下独坐并自由运动。这时候抱宝宝可以不再刻意托着头颈。但依然要注意不能让宝宝的头部剧烈晃动，或者玩抛接宝宝的游戏，以免酿成悲剧。

附：袋鼠抱

◎ 袋鼠抱的概念

"袋鼠抱"又叫"袋鼠式护理法"，是一种模仿袋鼠的育儿方法，由成人抱住婴儿放在胸前进行直接的皮肤接触。

袋鼠抱被专业医护人员公认为一种天然、安全、有效的早产儿护理方法，是世界卫生组织强烈推荐的护理方式。

◎ 袋鼠抱的作用

有研究表明，袋鼠抱可以有效提高早产儿的存活率。

经常进行袋鼠抱的同月龄早产儿，呼吸窒息频次会降低，血氧饱和度会提高，母乳喂养成功率更高。

袋鼠抱可以让早产儿尽可能多地和父母接触，这样有助于他们维持自己的体温，弥补因为早产导致的自身体温调节不足。同时，袋鼠抱可以让宝宝感受到父母的心跳和呼吸节奏，最大程度地模拟了子宫里的环境，帮助宝宝降低压力水平。

而从早产儿家长的角度来看，进行袋鼠抱可以降低焦虑水平。很多早产儿家长从孩子出生后就没接触过自己的孩子，这会导致他们对孩子产生陌生感，出院后不敢接触孩子。而这些又会加重父母的内疚、自责等情绪问题。

如果家长学会袋鼠抱，并且坚持每天进行袋鼠抱，直接的肌肤接触是建立亲子联结的最有效手段，可以有效提升幸福感，减少很多负面情绪，更有信心地养育好早产儿。

◎ 袋鼠抱的方式

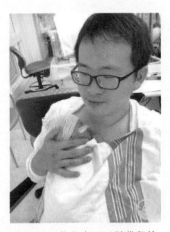

图3-13　爸爸也可以做袋鼠抱

袋鼠抱不是只有妈妈做，爸爸以及生活在同一个环境里的家人都可以做。但要注意，一定是在同一个环境里生活过一段时间的人，这样大家机体定植的菌群相似，宝宝的身体更容易适应。

此外，做袋鼠抱的人一定要身体健康、神志清醒。如果家人年纪大、肢体不灵活，也不建议给宝宝做袋鼠抱。生病的人，或者胸口皮肤有破溃伤口的人也不建议给宝宝做袋鼠抱。

◎ 袋鼠抱的时间

袋鼠抱的时长并没有统一要求，放松、平静、缓慢，是袋鼠抱的核心。

如果时间不充裕，父母也静不下心来，那么建议先不做袋鼠抱。

比较理想的是，先每次做半小时的时间，若能做到1小时以上更好。家长可以逐渐延长袋鼠抱时间，让自己和孩子可以互相感受对方，享受这个过程。

关于袋鼠抱的频次也没有硬性规定，只要有时间就可以做。但一个大原则是，不要频繁改变早产儿的环境，比如袋鼠抱15分钟放回婴儿床，30分钟后又开始袋鼠抱。只要袋鼠抱就要做到长时间、高质量。

◎ 袋鼠抱的准备与实施

准备物品

● 舒适的躺椅1个或靠垫若干；

● 盖被1条；

● 温水；

● 袋鼠护理袋1个（可选）；

● 手持镜1面（可选）；

● 柔和的音乐（可选）。

扫一扫，看视频

准备工作

● 家长洗好手，做好身体清洁；

● 家长要穿宽松舒适、方便穿脱的开衫，衣服上不要有坚硬的挂饰。

注意

● 做袋鼠抱需要保证家庭室温适宜。室温在26℃以上为宜，最好能达到28℃。如果条件达不到，可以暂时不做。早产宝宝的保温更为重要。

● 袋鼠护理袋主要是为了在保温的同时能固定好宝宝，不是必需品。很多家庭室温条件达不到，护理袋可以保温。而且，很多家长做袋鼠抱时容易睡着，有护理袋宝宝不容易滑脱。

● 如果宝宝呼吸还不稳定，家长可以准备一面手持镜，观察宝宝的脸色。

操作步骤（图3-14）

❶ 布置舒服的环境。找个舒适的地方，可以让自己舒舒服服地呈30~45°半躺。准备好温水和轻柔舒缓的音乐。

● 家里有合适的躺椅，躺在躺椅上做袋鼠抱是最方便的。

● 如果没有躺椅，也可以多准备一些枕头和靠垫，半躺在床上。

● 袋鼠抱之前，需要多试试半躺着是不是舒服。袋鼠抱时间比较长，一定要保证家长自己舒服。

● 袋鼠抱时需要尽可能和宝宝互动，所以不建议家长看手机或者电视。

❷ 穿好袋鼠护理袋。将身体和手清洁以后，家长裸露上身，穿好袋鼠护理袋，再套上外套。

❸ 给宝宝做准备。洗手给宝宝换好尿布、戴好帽子，也可以穿上袜子。

❹ 抱好宝宝。家长一只手护住宝宝的头、肩、颈，另一只手护住宝宝的屁股，用直立式将宝宝放到胸前，调整姿势，以30~45°半躺好。

❺ 整理护理袋。将护理袋往上提，上端达到宝宝耳朵下方，下端兜住宝宝的脚。

❻ 整理衣服。家长把自己的上衣整理好。

❼ 盖上毯子。可根据室温盖上毯子。

❽ 享受时光。家长可以听听轻柔舒缓的音乐，也可以给宝宝哼哼歌、和宝宝说说话，享受属于你们的亲密时光。

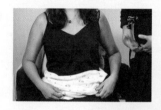
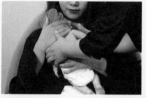
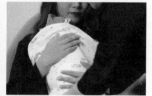
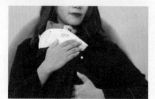
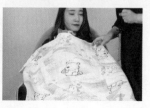

图 3—14

注意

● 袋鼠抱需要家长和宝宝肌肤与肌肤亲密相贴，所以家长和宝宝的皮肤都需要裸露。

● 本图为示意袋鼠护理袋的穿戴。实际上，妈妈需要脱掉上衣，将护理袋直接与皮肤接触，穿在身上。

◎ 袋鼠抱的注意事项

● 做袋鼠抱时，家里的温度要在28℃左右，不能太冷或者太热。

● 家长应选择穿开衫，方便穿脱。

● 妈妈不要穿内衣，最大程度地和宝宝皮肤紧密接触。

● 做袋鼠抱的家长最好呈30～45°半躺。坐直不方便和宝宝身体接触，但躺的角度太大又会比较累，也不方便看到宝宝的脸。

● 如果做袋鼠抱的家长抱宝宝还不熟练，可以先自己坐好，让另外一个大人把宝宝抱过来。

● 最初尝试袋鼠抱时，宝宝可能会因为不熟悉而哭闹。家长不要因此放弃，可以用宝宝喜欢的姿势抱宝宝、安抚宝宝，等宝宝平静下来再慢慢尝试。

• 袋鼠抱时一定要让宝宝的脸偏向一侧，要注意不要堵住口鼻，不能影响宝宝呼吸，以免造成严重后果。

• 袋鼠抱的人状态越好，情绪越稳定，宝宝的状态越好。家长要在袋鼠抱的时候让自己尽可能舒服，因为你舒服了宝宝才会舒服。

• 袋鼠抱的时候可以和宝宝多多聊天说话，你的声音是对宝宝最好的安抚。

✦ 大小便

▌小便

宝宝小便次数

添加辅食前，健康宝宝每天排尿6次以上。如果少于6次，可能是奶量不足，但要依据宝宝的生长情况判断。矫正月龄前6个月，平均每个月会长800克以上，前3个月最好每个月能长800～1000克。

如果宝宝生病、发热或者天气特别热，宝宝出汗多，排尿次数减少也是正常的。这时家长应该适当给宝宝补充水分。母乳喂养的宝宝需要增加喂养频次，保证宝宝体内的水分供应。

宝宝小便的正常颜色

正常宝宝的尿液是清亮或者淡黄色的。尿液颜色深，说明宝宝补充的水分不够，需要给宝宝喂水或者增加母乳喂养次数。

宝宝尿粉色尿

有时候，宝宝的尿布上会有粉色的痕迹，看上去让人担心。没关系，这不是血。血液是深红色的，接触空气后会变成深褐色。这些粉色的结晶是宝宝尿液中的一种没有代谢完全的盐类。一般来说，宝宝多喝水、多吃母乳，这种现象就会消失。

如果粉色的痕迹长时间不消失，建议找儿科医生检查确认。

宝宝小便时哭闹

正常情况下，宝宝尿尿时不会感到费力，也不会不舒服。如果你确定宝宝经常在尿尿的时候哭闹，那么尽快找儿科医生检查，确认原因。

▌大便

宝宝大便规律

宝宝排便次数和喂养方式有关。母乳喂养的宝宝大便次数比较多，甚至可能吃一次拉一次。配方奶粉喂养的宝宝，大便次数相对少一些。一般来说，只要宝宝体重增长正常、情绪正常，大便时没有任何不舒服的表现，就是正常的，不需要特别关注。

母乳喂养儿的正常大便

宝宝出生后的前两三天排的是胎便。这时候大便是黑色或者墨绿色

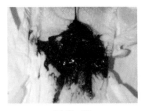

图 3-15

的、黏黏的。

如果喂奶量充足的话，一般出生后3天左右，大便由黄绿色转成黄色。早产宝宝肠胃蠕动慢一些，最晚出生后5～6天，大便颜色也开始变为黄色。

早产宝宝一般在一周以后，可将胎便全部排出。这时候母乳喂养儿的大便变成亮黄色，像稀米糊，里面夹杂一些颗粒（奶瓣），偶尔会有黏液。

母乳喂养儿的大便总是绿色的

6个月以内的宝宝，只要精神状态好、体重身长增长正常，黄色大便和绿色大便都是正常的。如果大便总是绿色的，则需要上医院检查一下，确认具体原因。

奶粉喂养儿的正常大便

添加辅食前，奶粉喂养儿正常大便一般是黄色糊状便，大便次数比母乳喂养儿少一些、相对稠一些。

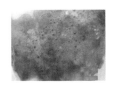 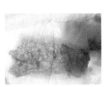 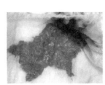 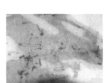

泡沫　　　　　　奶瓣　　　　　　绿便　　　　　　丝状

图 3-16

图3-16中的大便性状都是正常的！

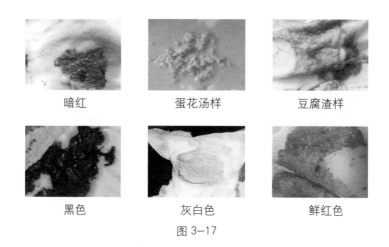

暗红	蛋花汤样	豆腐渣样
黑色	灰白色	鲜红色

图 3-17

宝宝出现图3-17中的大便，需要尽快就医！

奶粉喂养儿的大便很硬

奶粉喂养的宝宝如果偶尔出现一次大便干硬的情况，可以先观察，只要没有再出现这样的情况就可以忽略。

如果时不时会出现大便干硬的情况，可以先确认一下配方奶粉的冲泡是不是按照说明进行的。配方奶粉一定要严格按照规定的浓度冲泡，千万不要为了追求"更有营养"而把配方奶粉冲得很浓。一方面消化高浓度配方奶粉会造成宝宝肠胃负担，另一方面奶粉喂养儿大便间隔时间比较长，如果奶冲得太浓，会导致大便中水分不足，进而造成排便困难。

如果配方奶粉冲泡浓度没有问题，宝宝仍时不时出现大便干硬，可能是对某种配方奶粉不适应。

宝宝几天不大便

只要宝宝状态好，排便不困难，大便是软的，生长发育正常，那么宝宝多天排便一次也是正常的。有的宝宝5~7天，甚至更长时间才大便一次。

宝宝排便困难

宝宝排便困难要分情况，如果宝宝表现得很不舒服，经常哭闹、便血或者身长、体重增长缓慢甚至停止，那么一定要去医院查明原因。

如果没有以上问题，只是排便的时候很用力或者大便较干，可以每天给宝宝按摩腹部，顺时针方向轻柔地按摩几次。

母乳喂养的宝宝，妈妈可以调整饮食结构，保持清淡，不吃重油重辣的食物。奶粉喂养的宝宝，要确认严格按照浓度要求冲泡奶粉，也可以让宝宝喝点水。

宝宝排便时，用棉签蘸植物油涂抹肛门四周，刺激排便。

如果还不成功，请咨询儿科医生，不要自己给宝宝喂药、使用偏方或者开塞露。

宝宝拉肚子

母乳或者奶粉喂养的宝宝，正常大便都比较软。其中，母乳喂养的宝宝大便次数多也比较稀，但这是正常现象，不是拉肚子。一般来说，只要宝宝胃口好、心情好，家长就不需要采取干预措施。

如果宝宝大便次数明显多于平常，且大便像水一样，同时伴有发热、呕吐、便血等症状，要及时就医。

不同原因导致的拉肚子，应对方法不一样。别人有用的方法对自己的宝宝未必有效果，所以一定不要自己擅自喂药。

宝宝拉肚子后的喂养也要咨询医生。

◆ **纸尿裤 / 尿布**

▌给宝宝换纸尿裤

给宝宝换纸尿裤分为三步：脱，洗，换。

准备工作

换纸尿裤前需要准备好以下物品：

扫一扫，看视频

● 干净的隔尿垫1个；

● 干净的合身纸尿裤1个；

● 纱布巾2条或者1条纱布巾、1包婴儿湿巾纸（取决于你用什么给宝宝擦屁股）；

● 卫生纸；

● 温水1盆；

● 护臀膏1盒；

● 垃圾桶，放在可以顺手扔垃圾的地方。

换纸尿裤的东西都准备好后，就可以给宝宝换了。

操作步骤（图3-18）

❶ 把隔尿垫平铺在床上或者尿布台上。

❷ 将干净纸尿裤放在隔尿垫上，平铺好。

❸ 将宝宝放在干净的纸尿裤旁边。

❹ 将脏纸尿裤上的搭扣打开，将两侧的胶带折叠，以免胶带部位黏到皮肤上，给宝宝造成伤害。

❺ 一只手轻轻抬起宝宝的两条腿，将脏纸尿裤对折，干净的一面朝上，垫在宝宝屁股下。

❻ 将宝宝屁股擦洗干净。如果能及时更换纸尿裤，并保证屁股干爽，护臀膏可以不用，但一般还是建议用。

❼ 一只手轻轻抬起宝宝的两条腿，把脏纸尿裤取出来。

❽ 将干净纸尿裤放平整，后边缘与宝宝肚脐持平。把宝宝的两腿分开，将纸尿裤前面轻轻往上拉。

❾ 一边按住纸尿裤的边缘，一边把侧面的粘带粘好。注意不要用力，防止扯断。

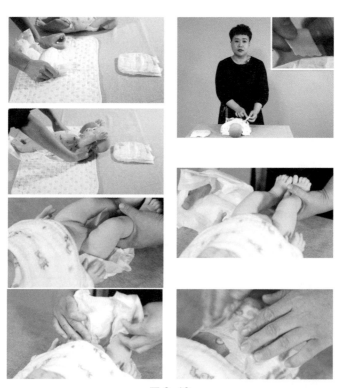

图 3-18

⑩ 最后拉一拉纸尿裤两边的褶边和松紧，撤掉隔尿垫和其他用品，洗手。

注意

● 要同时抬起宝宝的两个脚踝，不能只抬一个，否则容易伤到宝宝的髋关节。

● 不要把宝宝的腿抬太高，尤其不能让身体整个离开平面。宝宝腿抬太高，脊柱压力会比较大。

● 如果宝宝的脐带痂还没有掉落的话，换纸尿裤时要将宝宝的肚脐露出来，防止脐带痂捂在纸尿裤里面导致发炎。

● 纸尿裤穿得不要太松也不要太紧，注意观察宝宝肚子的起伏，不要影响宝宝的呼吸。

常见问题

Q | 宝宝用纸尿裤好还是尿布好？

A | 宝宝用传统的尿布还是纸尿裤，要根据自己的实际情况，具体问题具体分析。无论纸尿裤还是尿布，都各有优缺点。

尿布的优点如下：

● 尿布多用旧衣服、床单等改做，制作成本低，而且可以反复使用，总体来说比较经济实惠；

● 纯棉的面料透气吸水，能让宝宝的小屁股保持干爽。

尿布的缺点如下：

● 小宝宝屎尿频繁，家长要花很多时间在洗尿布上；

● 小宝宝屎尿没有规律，尿布的严密性不好，家长抱着宝宝时，如果不注意，可能会弄脏自己的衣服；

● 夜里经常起床换尿布，会影响家长睡眠，也可能影响宝宝睡眠；

● 尿布清洗干净后需要晒干，遇到天气潮湿，尿布不能干透，可能会滋生细菌，增加宝宝尿路感染的风险。

纸尿裤的优点如下：

● 方便；

● 如果宝宝没有大便，可以几次排尿后换一次纸尿裤；

● 纸尿裤严密性好，只要买得合适，穿得正确，就不会漏屎漏尿；

● 晚上不需要频繁更换，能让家长和宝宝更好地睡觉；

● 用完就扔，节约时间和精力，也不受天气影响。

纸尿裤的缺点如下：

● 纸尿裤用起来很快，一般每个月都需要花费几百元；

● 纸尿裤不像尿布可以清楚地知道是什么材料制成，所以有安全隐患。

尿布和纸尿裤各有利弊，但只要是通过正规渠道购买的产品，都是安全可靠的，家长可以根据自己的实际情况选择。

Q ｜ 用纸尿裤容易红屁股吗？

A ｜ 不会。有人说用尿布宝宝不会红屁股，用纸尿裤就会。这个说法不正确。购买合适的纸尿裤并正确使用，一般不会红屁股。

但现实生活中，确实有很多宝宝用纸尿裤后红屁股，这是什么原因呢？最常见的原因是不及时换纸尿裤。

尿布之所以不容易红屁股，是因为宝宝只要拉了、尿了就会哭闹，都必须马上更换。但纸尿裤吸湿性强，宝宝尿完后一般不会哭闹，导致家长不能及时给宝宝换纸尿裤，宝宝的屁股久经尿液甚至大便刺激，从而变成红屁股。

用纸尿裤的家庭要做到没有大便时每2～3小时更换一次纸尿裤，大便后及时更换，并且每次更换都清洗宝宝的小屁股，保证干爽，这样一般就不会有红屁股。

Q | 男宝宝用纸尿裤会导致不育吗？

A | 不会。有传言说，纸尿裤会导致男宝宝裆部温度过高，从而影响精子的活力。这个说法很荒唐，因为男婴还没有精子，影响活力就更无从说起了。

到现在为止，没有任何科学研究发现用纸尿裤会对男宝宝生育能力造成影响。

Q | 用纸尿裤会导致宝宝腿不直吗？

A | 不会。宝宝在妈妈肚子里时腿就是蜷缩的，所以出生后腿看上去不直是正常的。除非医生诊断宝宝的罗圈腿是疾病造成的，否则不用在意。民间流传的给宝宝绑腿一定不要做，有害而无益。

Q | 纸尿裤含有绒毛浆、荧光剂，用了会致癌吗？

A | 不会。绒毛浆是用植物纤维制造的，因为生产过程中会起绒，所以叫绒毛浆。绒毛浆因为吸水性好、手感柔软，是生产纸尿裤必需的原材料之一。

有种说法是绒毛浆用回收的二手布或者纸生产，这是不对的。回收的纸张和布料可以再加工生产纸浆，但绒毛浆用料讲究，制作严格，二手布和纸是生产不出来的。

纸尿裤中使用荧光剂是为了增白。荧光剂是一种安全的添加剂，目前国内外没有任何证据表明荧光剂致癌。

简而言之，只要是正规厂商生产的合格纸尿裤，都可以放心使用。

◆ 洗 浴

▌给宝宝清洗屁股

扫一扫，看视频

一般给宝宝换尿布时，需要给宝宝清洗屁股。这主要是为了保持屁股的干净和清爽，防止红屁股。

不管给男宝宝还是女宝宝洗屁股，都要把尿布包着的地方清洗一下。但男宝宝和女宝宝清洗方法稍有不同。

准备工作

● 38℃温水1盆；

水温一定不要烫。如果拿不准温度，可以买个宝宝洗澡温度计量一量。很多家长怕宝宝着凉，尤其冬天，会把水弄得很烫，这样会烫伤宝宝娇嫩的皮肤。其实，宝宝短暂和冷空气接触，也能增强对环境的适应能力，提高抵抗力。

● 纱布巾；
● 护臀膏；
● 婴儿湿巾纸（备选）；
● 家长洗干净手。

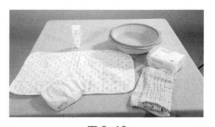

图 3—19

给男宝宝清洗屁股的操作步骤

男宝宝阴茎下面和睾丸褶皱部分容易积存大小便，需要认真清洗。

❶ 先用湿巾纸擦干净屁股上脏的地方。

❷ 轻轻抬起宝宝的阴茎，用湿巾纸从根部顺着离开身体的方向擦拭。

❸ 手指托起阴囊，轻轻擦拭。阴囊褶皱处很容易粘到大便，需要认真清理。

❹ 把纱布巾放进温水，拧到半干，清洗小肚皮。尿布包到的地方都要洗一遍。

注意

如果宝宝没有大便，直接从第④步开始。

❺ 由里往外顺着擦宝宝大腿根部的褶皱。

❻ 从阴茎根部顺着离开身体的方向擦，上面和下面都要擦到。宝宝的包皮6月龄之前不要刻意清洗，过早翻动包皮可能会造成伤害。

❼ 用手指轻轻将阴囊向上托起并擦洗。

❽ 轻轻抬起宝宝的双腿，清理肛门、屁股以及大腿根部。

❾ 拧干纱布巾，把刚才洗过的地方擦干。

❿ 在屁股上抹上护臀膏。

⓫ 穿好尿布，换洗结束。

给女宝宝清洗屁股的操作步骤

女宝宝不管擦还是洗屁股，一定要注意从前往后擦，防止肛门内的细菌进入阴道和尿道。

❶ 一只手同时提起宝宝的两个脚踝，从前往后擦到肛门，再换干净的

纸把臀部擦干净。

❷ 女宝宝因为身体结构的原因，有时候大便会进到会阴部。这时候需要翻开宝宝阴部，用棉签蘸水轻轻擦洗干净。记得手要轻，一定要从前往后擦。如果没有大便，这一步可以省略。

❸ 把纱布巾放进温水，拧到半干，清洗小肚皮。尿布包到的地方都洗一遍。

注意

如果宝宝没有大便，直接从第③步开始。

❹ 由里往外顺着擦宝宝大腿根部的褶皱。

❺ 轻轻抬起宝宝的双腿，从肚皮往后擦洗到肛门，再清洗臀部。

❻ 拧干纱布巾，把刚才洗过的地方擦干。

❼ 在屁股上抹上护臀膏。

❽ 穿好尿布，换洗结束。

扫一扫，看视频

▍宝宝脐部护理

宝宝出生后，脐带一般需要3～7天才脱落，有的宝宝需要半个月甚至更长时间。而脐带完全凹陷愈合则需要更长时间。在这段时间里，家长需要给宝宝的脐带进行消毒护理，防止感染。

脐带每天消毒1～2次就可以。只要宝宝肚脐不红肿，没有特殊的味道，就不需要频繁护理。一旦脐带出现感染，需要立刻去医院。

脐带护理需要准备的工具有两种，一般药店有售。

●消毒液。建议选择75%医用酒精。碘伏功能虽和医用酒精基本一样，但因为碘过多吸收会影响宝宝甲状腺功能，而且碘伏会将皮肤染色，如果宝宝脐带出现问题，可能会影响观察和判断。

● 一次性消毒棉签。

给宝宝消毒脐带前，需要做到：

● 家长一定要洗手，以防造成宝宝脐带感染；

● 家长尽量不要留长指甲，以免划伤宝宝或者手指甲里的细菌造成脐带感染；

● 护理脐带时，室温最好保持在26～28℃，如果做不到，尽量保证宝宝暖和，不要着凉。

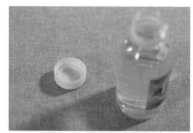

准备工作做完后，就可以给宝宝消毒脐带了（图3-20）。

❶ 打开消毒液瓶盖。注意，瓶盖里面、瓶口外面和里面都不要用手碰，也不要碰到其他东西，防止污染。

❷ 瓶盖倒放在干净的地方。注意，瓶盖边缘不要碰到东西。

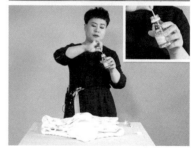

图3-20

❸ 取出棉签。注意，拿棉签的时候要拿住手柄末端，不要碰到有棉花的地方。

❹ 用棉签蘸取液体。如果瓶子里面消毒液还比较多，就轻轻蘸一下；如果比较少，就把瓶身倾斜。手不可以伸进瓶子里，更不可以碰到里面的液体。

❺ 清洁脐窝。一只手轻轻提起脐带，暴露宝宝的脐窝，另一只手拿蘸好消毒液的棉签，在脐窝顺时针转动棉签一圈。如果一次清理不干净，换新棉签重复操作。

- 提宝宝脐带的时候，手用力要轻柔。
- 擦完脐窝后，要看看棉签是不是干净，如果干净就把棉签扔掉。
- 如果一根棉签清理不干净，一定要换新棉签蘸消毒液再擦一次。一定不要用擦过的棉签蘸消毒液，这样整瓶消毒液就被污染了。
- 宝宝脐窝如果出现红肿异味，一定要及时就医。

⑥ 清洁完脐窝后放下脐带，再拿新棉签蘸消毒液在肚脐四周画圈，消毒脐带周围的皮肤，然后用新棉签蘸消毒液涂抹脐带残留部分。清理好后，给宝宝穿上尿布和衣服。

⑦ 将消毒液瓶子拧紧盖好，脏棉签全部扔掉，洗手。注意，瓶盖一定要拧紧盖好，否则消毒液容易挥发和被污染，失去消毒作用。

宝宝脐带护理要注意以下几个要点：

- 宝宝脐带快脱落时，根部可能会黏糊糊的，有的还会出血，这些是正常现象，只要没有红肿、恶臭等问题，正常消毒护理就可以；
- 宝宝脐带脱落后，还需要继续消毒护理，直到脐带完全凹陷愈合。

▌洗头和洗澡

宝宝洗澡的次数

新生儿，尤其是3个月以内的宝宝，不需要每天洗澡。可以根据宝宝出汗的情况，夏天每天或者2~3天洗一次，冬天可以延长至4~5天，甚至一周洗一次。

宝宝用洗发水和沐浴露

一般来说，一周给宝宝用一次洗发水、沐浴露就足够了，因为过多使用会破坏宝宝的皮脂。如果宝宝只是出了汗，每天或者隔天洗澡，那么不用洗发水、沐浴露也没关系。

洗发水和沐浴露最好选择婴儿专用产品。成年人用的产品可能会刺激宝宝的皮肤。

肥皂是碱性的，对宝宝皮肤的刺激比较大，不建议使用。

宝宝洗澡的注意事项

●不要在宝宝刚刚吃完奶的时候给宝宝洗头或者洗澡，否则宝宝可能会不舒服，导致吐奶。建议洗头、洗澡在吃奶前30分钟进行。

●给宝宝洗头、洗澡的水温控制在38℃左右。水温可以用洗澡温度计测，也可以用自己的手臂内侧皮肤触碰水，感觉温温的、不冷不烫就可以。

给宝宝洗头

为了防止指甲划伤宝宝头皮，指甲最好剪圆。洗头时要防止水进入宝宝的耳朵，这一点需要特别注意。

◎ 准备工作

●38℃温水1盆；

●纱布巾1条；

●婴儿洗发水（可选）。

扫一扫，看视频

●可以准备1个开水壶和1个凉开水壶，方便兑水。

●纱布巾很柔软，给宝宝洗头、洗澡很方便。

●最多每周给宝宝用一次洗发水、沐浴露，如果日常只是出汗，也可以不用。

◎ 操作步骤（图 3-21）

❶ 将一条纱布巾放入水盆，用橄榄球式抱着宝宝站或坐好。

❷ 用抱着宝宝的手顺势固定住脖子，另一只手拿纱布巾打湿头发。

注意

洗头的时候，宝宝头可能会转动，这时一定不要用手固定宝宝的头，这样会让宝宝感觉不舒服，动得更厉害或者哭闹。

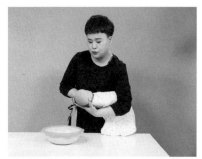
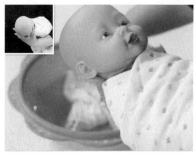

图 3-21

❸ 打湿宝宝头发时，固定宝宝脖子的手伸出大拇指和小拇指，将宝宝两只耳朵"关上"，防止水流进去。

❹ 倒适量婴儿洗发水（可选）到手心，不停揉搓，直到洗发水变成泡泡。如果是无泡型洗发水，可将洗发水在手心揉搓均匀，再抹到宝宝头上。

❺ 用指腹轻轻按摩宝宝头皮，然后重复步骤③把洗发水冲干净。

❻ 用纱布巾擦干宝宝头发，宝宝的头发就洗完了。

头垢的处理

有的宝宝头上有灰色或者黄色的头垢，看上去脏脏的，这属于正常情况，一般可以不处理，宝宝大了头垢会自己脱落。

也可以用棉签蘸上植物油，比如橄榄油、椰子油等，轻轻涂抹在头垢上。

等1～2小时后，再用棉签蘸点植物油，轻轻拨弄涂抹过植物油的头垢。这时头垢一般会脱落，再用婴儿洗发水洗掉。一般弄几次以后头垢就没有了。

宝宝头垢处理禁忌：

●宝宝的头垢一定不要用指甲抠，否则很容易伤到宝宝头皮，严重时可能会出血；

●给宝宝抹油的时候不要用力，要轻轻涂抹；

●不要为了一次就把头垢清理干净而反复洗头；

●不要觉得水热一些就能将头垢弄干净，洗头的水温在38℃左右合适，水温高了容易烫到宝宝。

给宝宝洗澡

早产宝宝，尤其是极早产宝宝刚回家的时候，身体对环境温度的适应能力还不够强，这时建议给宝宝盆浴分段洗。

等宝宝体能变好，就可以直接把宝宝放在盆里，按照先上身后下身的顺序盆浴。

给宝宝分段盆浴需要两个大人配合，一个抱、一个洗。等大人更熟练了，再尝试一个人洗。

◎ 准备工作

●洗澡盆1个；

●38℃温水1盆；

●纱布巾1条；

●婴儿洗发沐浴露1瓶（可选）；

●浴巾（大纱布巾）1条；

●干净尿布1个；

●干净衣服1套；

扫一扫，看视频

- 婴儿身体乳1瓶（可选）；

- 环境温度24～26℃，冬天最好达28℃以上；

- 家长洗干净手。

◎ 操作步骤

❶ 给宝宝洗脸。

❷ 给宝宝洗头。

❸ 清洗上半身（图3-22）。

a.把宝宝上身衣服脱掉，下半身穿裤子或者用浴巾包裹。抱稳孩子，头颈部托好。

b.纱布巾蘸温水后裹在手上，先擦洗脖子。

c.擦洗腋窝、手臂、手指。

d.擦洗前胸、后背。

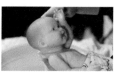
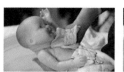
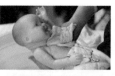
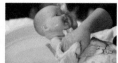
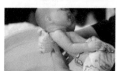
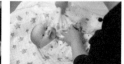

图3-22

e.快速擦干上半身，穿上衣服或者用浴巾包裹好。上半身洗好了。

❹ 洗下半身（图3-23）。

a.脱掉宝宝的尿片，让宝宝下半身都坐在盆里。如果宝宝脐带还没有脱落，注意尽量不要把脐带浸到水里，或者使用肚脐贴把肚脐贴好。

b.洗宝宝的私处。女宝宝从前往后洗，男宝宝注意阴囊和褶皱部分。

c.洗腿和脚。

d.抖一下身上的水，快速抱到浴巾上擦干。

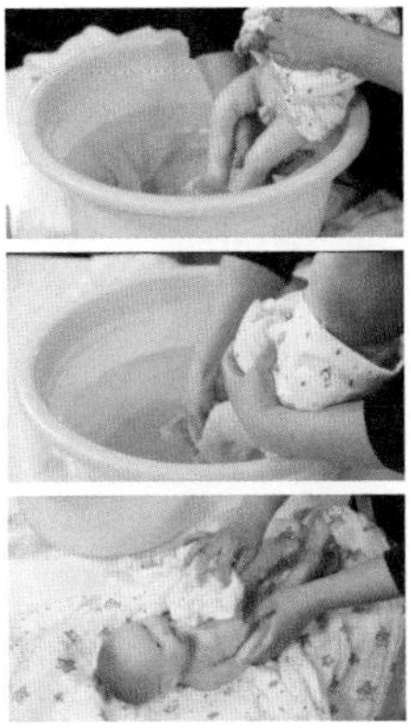

图3-23

❺ 宝宝擦干后，穿上尿布和衣服，也可以进行脐部护理、抚触等。

注意

● 从给宝宝脱衣服到洗澡前，都可以和宝宝聊天或唱歌，创造轻松的氛围。

● 给宝宝擦身体时，一定要全身擦干净。耳朵后面、腋下、大腿根部和褶皱比较多的部位，容易被忽视，要注意擦到。

● 洗澡后，如果宝宝皮肤干燥，可以用身体乳。夏天一般不建议用痱子粉或者爽身粉，尤其女宝宝小便部位不要用，防止粉末进入尿道和阴道，造成感染。

宝宝脐带没脱落时洗澡的注意事项

宝宝脐带没有脱落时，可以用温水将纱布巾打湿，拧到半干，避开肚脐四周给宝宝擦身。

宝宝脐带长时间不脱落，家长也可以给宝宝洗澡，肚脐可以沾水，但洗完澡以后，要认真擦干净肚脐部位残留的水，并认真消毒。如果洗澡水残留在肚脐中，感染的风险加大。

有些家长会在洗澡前用防水胶布或婴儿防水肚脐贴将宝宝肚脐护好。但要提醒大家，肚脐贴和我们平时使用的防水创可贴一样，存在漏水的可能。所以，很多专家认为不需要使用肚脐贴。

无论是否使用肚脐贴，如果你担心洗澡会让宝宝肚脐进水，那么可以在盆中少放一些洗澡水，保证宝宝的肚脐能露出水面。

最重要的是，洗完澡之后，要做好擦干和脐带消毒工作。并且，在每次换尿布、清洁和洗澡的时候，认真观察脐带，如果发现红肿等问题，及时就医。

洗澡时要将宝宝身体尽量放平。可以将纱布巾打湿，拧到半干不流水再给宝宝洗，尽量减少水流到肚脐上。

给宝宝洗完澡，擦干身体后，用75%酒精消毒脐带。

总之，脐带没有脱落时可以洗澡，但一定要做好擦干和消毒工作。

宝宝怕水，每次碰水就大哭

因为各种各样的原因，有些宝宝每次洗澡都会哭闹拒绝，这在早产儿中尤为常见。早产儿皮肤薄、体重轻、神经发育不完善、对于外界刺激反应更敏感，这会让他们怕水，甚至非常讨厌洗澡。

如果你的宝宝也是这样，你需要保持耐心，慢慢引导。宝宝之所以怕水，最主要的原因是宝宝感觉到了"变化"。这种变化让他觉得不安全。家长要做的就是让宝宝觉得洗澡是安全的。

◎ 注意环境变化

小宝宝对于周围气温变化很敏感，洗澡时的气温改变对他们来说是极难容忍的。

给宝宝准备的洗澡水的温度要控制在38℃左右，不要太冷也不要太烫。家长用手指感觉水温是不准确的，最好买个洗澡温度计，或者用手臂内侧皮肤试水温。

还要注意环境变化。脱光衣服后即使只暴露一会儿，也会让孩子因为气流吹过皮肤而大哭不止，这一点在秋冬季尤其要注意。身上有水的时候宝宝容易觉得冷，家长可以买个取暖器放在浴室，小范围加热，尽可能保证在洗澡的时候，房间温度在26～28℃，甚至更高。但要注意取暖器不可以直接对着宝宝吹，否则容易烫伤宝宝。

◎ 注意触觉变化

除了环境温度的变化，宝宝脱光衣服就开始哭闹的原因，也可能是他习惯了被紧裹的感觉——这是他们在子宫时的感觉，会感觉很安心。

紧裹的环境一下子没了，宝宝就会恐慌。这时建议父母用手代替紧裹的力量。确保抱起孩子之前，手是温暖的，然后把孩子抱在臂弯里，另外一只手可以按在宝宝肚子上，这会让他们尽快安静下来。也可以在入浴前给宝宝包裹纱布巾，给予他足够的安全感。

宝宝习惯光着身子以后，就可以给宝宝洗澡了。

最开始尝试洗澡的时候，先不用冲洗、浇洗的方式，因为水浇在身上的感觉对很多早产宝宝来说很可怕。最好拿一块柔软的纱布巾，浸湿后轻轻按压在宝宝皮肤上。先按压手和脚，宝宝不反抗后再按压胸部、肚子以及身体其他部分。这个方法可以让宝宝慢慢适应水在身上的感觉。

如果进行了以上尝试，宝宝无法停止大哭，非常排斥洗澡，不妨暂停洗澡，用擦身的方式给宝宝做清洁。过一两周后再尝试，给小宝宝成长发育的时间。

宝宝不排斥水浇在身上以后，就可以尝试真正的洗澡了。先让宝宝手或者脚碰碰水，玩一会儿，再用水打湿宝宝胸部。整个过程家长要保持心平气和，逗逗宝宝，和宝宝说说话，告诉宝宝在做什么，不要着急。

等宝宝适应打在胸口的水以后，再慢慢把宝宝放在水里，给宝宝洗澡。

◆ 睡　眠

▋宝宝正常的睡眠规律

宝宝月龄越小，睡眠时间越长。

宝宝在2个月前，一般每天睡16～20小时。随着月龄增长，睡眠时间逐渐减少。3个月后，有的宝宝晚上可以睡6小时左右的长觉；等到6个月，有的宝宝就可以整晚睡觉了。

如果宝宝的睡眠时间不在常规范围内，但生长发育正常，也不需要担心。每个宝宝都是独特的，有自己的特点，顺其自然就好。

▋宝宝最好的睡眠姿势

宝宝会抬头前可以选择仰卧或者侧卧。仰卧时，应当让宝宝仰面朝天，身体正面朝上放在床上，保证脸部完全朝上。但这样放下后，不要强迫孩子保持这个姿势。如果孩子改变姿势成侧卧、半侧卧，不要干预。

侧卧有利于在吐奶或者溢奶时，让奶液从嘴角顺利排出，减少呛奶窒息的风险。但新生儿和刚刚回家的早产宝宝侧卧时需要一定的监护，确保孩子不会从侧卧姿态翻身成俯卧，造成窒息。

侧卧需要定期改变方向，左右侧轮流进行。这样宝宝吐奶时误吸的概率低，也不容易造成偏头、扁头。

俯卧其实对于早产宝宝是一种非常好的姿势，有利于心肺功能和消化系统的工作。但新生儿和早产宝宝控制自己身体的能力很弱，俯卧时很有可能挡住口鼻，造成窒息。所以，在没有监护人密切关注的情况下，不能让宝宝单独俯卧。

另外，在宝宝睡觉时，要检查被褥和床上用品，不要有物品盖住宝宝口鼻的可能性，以免造成窒息。

若孩子与监护人同床睡，还要注意不要让大人的身体和被褥等物品在孩子睡着时压住他，或者捂住他。

常见问题

Q | 宝宝睡觉需要拉窗帘吗？

A | 白天睡觉不要拉窗帘，晚上睡觉要拉窗帘。

黑暗的环境比较容易入睡。拉上窗帘虽然会让宝宝睡得更好，但是家长要有意识地给宝宝建立白天和黑夜的概念，以利于宝宝白天睡得短，晚上睡长觉，建立良好的作息习惯。

Q | 宝宝睡觉，家里需要保持安静吗？

A | 宝宝睡觉时不需要刻意保持安静。家长不需要为了让宝宝睡得好，而轻手轻脚不发出声音。宝宝睡觉时正常说话、做家务、聊天都是没有关系的。

如果宝宝睡觉时一直都刻意保持安静，会让宝宝习惯睡觉时必须安静，有一点动静就会惊醒，不利于宝宝保持优质的睡眠。

当然，突然发出的巨大声音还是会让宝宝受到惊吓，所以尽量避免发出。

Q | 宝宝看上去睡得不安分，这正常吗？

A | 正常。人的睡眠是浅睡眠和深睡眠交叉进行的，宝宝也是如此。浅睡时，宝宝可能会有各种动作，做鬼脸、笑、身体扭动等。只要宝宝吃饱，身体没有什么不舒服，宝宝睡觉时乱动家长就不要干涉他。浅睡眠对宝宝大脑发育很重要。

判断宝宝是处于哪种睡眠状态需要家长慢慢观察积累经验。一般情况下，如果宝宝发出各种声音和做出各种动作，家长先不要急着干预，等一等。如果宝宝一会儿就安静下来或者继续睡，那就是浅睡眠。

如果宝宝明显表现出不舒服，那家长就要排查原因。

Q | 宝宝多大需要用枕头？

A | 新生儿的脊柱是直的，不需用枕头帮助颈部支撑。宝宝会独坐以后可以用枕头，但枕头也不是必需的。有的宝宝睡觉时满床滚，枕头根本起不到作用。

一般宝宝大一些就爱模仿了，他会提出想要个枕头。或者你看到宝宝睡觉时总喜欢枕着东西，那么就可以给宝宝准备枕头了。

给宝宝准备的枕头不要太软。太软的枕头，宝宝容易陷进去，增加窒息的风险。

检测枕头软硬度的最简单方法是按压一下枕头，如果凹陷后很久才复原，就说明枕头太软了，不合适。

宝宝的第一个枕头不要太厚也不要太大，一般厚度在5厘米左右就可以了。另外，宝宝睡觉时出汗比较多，枕头材质不重要，但枕巾要经常换洗，保持干净。

Q | 可以让宝宝趴着睡吗？

A | 宝宝还不会翻身和抬头之前，父母需要有意识地让孩子用不同姿势睡觉，这对于形成好看的头形有帮助。

趴着睡就是其中一种姿势。不过，需要特别注意的是，宝宝趴着睡一定要有人看着，不能有东西挡住宝宝的嘴巴和鼻子，影响呼吸。

当孩子会翻身后，如果习惯趴着睡，就不用人为干预，这并不会影响孩子的呼吸和心脏。

如果宝宝身体有比较严重的疾病或者本身有先天性病症，需要询问医生是否可以趴着睡。

此外，宝宝脐带没有脱落时也不要趴着睡。

Q | 宝宝喝奶喝到一半睡着，但拔出乳头又会醒，怎么办？

A | 这种情况是因为早产宝宝普遍吸吮能力弱，吸奶几乎花费了全部力气，所以非常容易累。想让宝宝吸吮能力变强，只能让他多吸多锻炼。

宝宝含乳睡着后，妈妈拔乳头要注意技巧，不要直接拔出来，可以用手指轻轻按压宝宝下巴，让他自然张嘴，再把乳头拿出来。

另外，看到宝宝困了，眼睛快闭上的时候，叫宝宝名字、和他说话、摸摸耳朵、挠挠身体和脚底，让他尽量清醒。但注意不要用力摇晃宝宝，以免对脊柱和大脑造成伤害。

一开始，宝宝可能总是会睡着，但坚持一段时间后，他清醒着喝奶的时间会越来越长。

Q | 宝宝抱着睡，放下醒怎么办？

A | 对宝宝来说，被抱着的感觉更安全，睡得更舒服。如果宝宝抱着睡得很好，放下就醒，或者放下睡了一会儿就醒，家长可以试试下面这几种方法。

● 改变放下宝宝的姿势。准备放下宝宝前要调整两只手的位置，保证手容易抽出来。不能把宝宝放下后强行抽手，这样容易吓到宝宝，导致宝宝惊醒。总的来说，放下时要横抱宝宝，先放下屁股，再顺势换手接宝宝的脑袋，托着脖子将他轻轻放下。

● 给宝宝包褓褓。褓褓可以给宝宝安全感，让他睡得更安心。

● 等宝宝进入深度睡眠后，再放下。家长可以在白天尝试这样的方法。年龄越小，浅度睡眠时间越长，新生儿差不多有一半时间都是浅度睡眠。所以，白天宝宝刚睡着的时候不要放，等他进入深度睡眠后再放。每个宝宝进入深度睡眠的状态都不一样，一般来说，深度睡眠的宝宝动作比较小，呼吸也很规律，具体需要家长根据宝宝的情况慢慢摸索。

● 建立睡眠仪式。宝宝睡眠一般都是晚上先变好，所以家长可以尝试晚上让宝宝自己入睡，再慢慢引导他白天自己入睡。晚上建立一套入睡程序，让宝宝慢慢明白做完这些就该睡觉了。例如，吃完奶、洗漱好、拉好窗帘、放好宝宝、讲故事、亲亲宝宝，最后告诉他该睡觉了，并在旁边陪睡。流程的内容并不重要，重要的是这套流程要让宝宝平静下来。千万不要和宝宝玩闹聊天，这会让他更亢奋。另外，要坚持每天做，让宝宝习惯。

Q | 宝宝总是白天睡、晚上醒怎么办？

A | 小宝宝的睡眠昼夜颠倒十分常见。早产儿因为出生后在NICU生活，没有明显的日夜区别，所以这种情况发生的概率更大一些。

宝宝出院回家后，家长要培养他白天多醒、晚上多睡的习惯。白天宝宝睡觉时，如果睡了3～4小时还不醒，可以把他弄醒。

晚上尽量保持安静，喂奶、换尿布的时候不要和宝宝玩，也不要开很亮的灯，可以开小瓦数、黄色光线的灯或者小夜灯，能保证家长看得见宝宝的情况就行。

给宝宝用尿布的家庭，晚上可以给宝宝用纸尿裤，减少换尿布的频率，给宝宝更安静的环境。

宝宝吃完奶以后不睡觉，也不要逗宝宝，尽量保持一个安静的睡眠环境。如果宝宝不睡，可以给宝宝放一些轻柔舒缓的音乐，并给他安抚巾，让他慢慢平静下来并入睡。

调整宝宝的作息时间需要比较长的时间，家长要保持耐心。一般1个月左右，宝宝的作息就能调整过来。

Q │ 宝宝头睡偏了该怎么办？

A │ 婴儿的头骨很软，容易调整，大部分新生儿出现的头睡偏问题都可以通过后天努力而改善。

前囟门闭合后，只要头围还在增长，头形就能改变。但矫正偏头的黄金时间是出生后6个月以内，所以父母平时在家要经常给宝宝检查，发现偏头越早，越容易矫正。

早产宝宝过了预产期后就能进行少量多次的俯卧了。这样做可以帮助宝宝练习控制自己的头部，更好地预防和矫正偏头。

宝宝睡觉的时候，家长要注意调整他的睡觉姿势。至于多久调整一次，不同专家有不同的建议。有些专家认为一周换一次就可以，等宝宝会翻身、坐、爬以后，他睡觉时会动来动去，头形会慢慢调整好。还有些专家则认为最好每次睡觉都换一个方向。可以在婴儿床架上夹一个夹子，每次他的头朝哪个方向，就在相同方向放一个夹子，方便记录，下次睡觉就可以把宝宝的头转到另外一边。

家长可以根据宝宝的适应情况和头形情况调整方案。

日常抱宝宝的时候多使用和偏头同一边的方向。比如，宝宝是头的左边偏了，那么有意识地多用左手抱宝宝，多从左边发出声音和宝宝玩，这样可以引导宝宝把头转向他之前不喜欢的那边。

导致宝宝偏头还有一个更深层次的原因是斜颈，就是宝宝一边的颈部肌肉僵硬，从而无法让头部转向这一边。如果不确定宝宝的偏头是不是斜颈造成的，需要去医院找医生确认。

◆ 出　行

▎早产宝宝出门散步

宝宝出院时如果还没到预产期，那么建议先不要出门。等宝宝过了预产期，可以挑天气好的时候出门散步。少去室内场所，雾霾天也不要出门。

秋冬流感高发季节，如果天气好，可以带宝宝出门，但不要去人多的地方。

宝宝最初进行户外活动大约5分钟后就可以回家了，以后慢慢延长户外时间。

夏天不要在太阳光强的时候出门，宝宝皮肤娇嫩，要防止晒伤，可以在早上或者傍晚出去散步。

▌早产宝宝出远门

一般来说，没有特殊需要，早产宝宝在矫正月龄6个月之内最好不要出远门。如果必须出远门，根据选择的交通方式，家长要做好相应的安全保护措施。

私家车

如果乘坐私家车，一定要准备安全座椅。中国每年都有约2万名儿童因车祸死亡，使用安全座椅可以减少这类悲剧的发生。

有些早产儿家长发现，宝宝放到安全座椅里会呼吸困难，这是为什么呢？这是因为安全座椅对宝宝来说太大了，宝宝在座椅上得不到足够的支撑，容易发生头部向前倾或者侧滑，进而导致呼吸暂停、心动过缓、血氧饱和度下降等问题。

所以，一定要选择一个合适的安全座椅。

● 优先购买宝宝可以平躺的安全座椅；

● 购买座椅的时候确认座椅适用的最小体重；

● 使用垫枕给宝宝当依靠，如果安全座椅没有配套垫枕，可以将毯子卷起来；

● 如果宝宝不适应安全座椅，要等几天再试，直到适应后再乘车。

等宝宝适应了安全座椅，可以乘车以后，需要注意以下几点：

● 正确使用安全座椅的安全系统；

● 不要独自带小宝宝坐私家车出门，必须让宝宝和一个大人一起坐在后座，而不要让宝宝坐在前排，也不要把宝宝一个人放在后座；

● 确保宝宝安全带松紧合适，安全带固定在胸部中央位置，不是固定在肚子或者脖子上；

- 不要因为担心宝宝呼吸不畅，而不给宝宝坐安全座椅，宝宝在安全座椅里比抱着更安全。

长途汽车

不建议宝宝状况还不稳定时乘坐长途汽车出行，因为：

- 长途汽车一般都是密闭环境，空气质量差；
- 遇到紧急情况，长途汽车上很难及时进行医疗救助；
- 相较于其他出行工具，长途汽车安全性更差。

火车

总体来说，火车是比较安全的出行方式。现在火车普遍是密闭环境，虽然有空气循环系统，但在乘客较多时，空气质量比较差。另外，在传染病高发季节，带宝宝乘火车更容易被感染。所以，带宝宝乘火车出行，尽量在人少的时段选择人少的区域。建议短途选择一等座，长途选择卧铺。

飞机

一般来说，早产宝宝出院后前几个月都不建议乘飞机。因为飞机起飞时虽然给舱内加压，但氧气浓度还是达不到室内正常浓度。对于血氧饱和浓度接近100%的宝宝来说，飞机上氧气浓度的降低一般不会有影响，但是对血氧饱和浓度偏低的宝宝来说，氧气浓度的降低可能是危险的。同理，带早产宝宝去高海拔、低气压地区也是不合适的。

乘飞机另一个风险是，飞机环境密闭，更容易感染疾病。

此外，不同航空公司对早产宝宝乘飞机有不同的规定，家长要打电话确认自己的宝宝是否符合乘机规定。

简而言之，最好等宝宝身体更稳定、更强壮以后再出远门。如果必须出远门，应事先和儿科医生沟通一下注意事项，并认真做好防护措施。

附：带氧出院宝宝的家庭护理

一些早产宝宝因为有慢性肺部疾病，出院时仍带着氧气。照顾这样的宝宝，面临更多的困难和压力，对家长的精力和心理都是挑战，需要做好各种准备。

之所以让宝宝带氧出院，是因为宝宝在没有生命危险之后，考虑到宝宝未来发育，带氧可以帮助他早日追赶上足月宝宝。另外，出院是考虑到爸爸妈妈参与到宝宝的养育护理中，有助于宝宝的成长，能帮助宝宝早日脱氧。

如果宝宝是带氧出院的，家长要明白，这是经过医院评估后确定的对宝宝的最佳照顾方式。

出院前，家长要和主治医生详细沟通病情，不理解、不清楚的地方一定要问清楚，有困难也要讲出来，寻找替换方案。另外，要根据宝宝的实际需求买好制氧机。回家后，一定要严格遵照医嘱养育，按时随访，遇到意外情况及时就诊。

宝宝出院回家后，以下几点需要注意。

◎ 用氧

宝宝在睡觉时用氧需求较小，吃奶时需求比较大。

出院早期按照医生指导持续或间断用氧。随着宝宝情况好转，可以逐渐降低用氧量，由持续用氧过渡到间断用氧。具体什么时候、怎么降低宝宝用氧量，需要根据实际情况，听从医生的建议。

如果宝宝在吃奶的时候，口周或者面色呈青紫色，说明宝宝氧气不足。这时可以先暂停喂奶，如果还是没能好转，那么已经停止吸氧的宝宝需要再次吸氧，仍在吸氧的宝宝需要提高氧气流量。

但是，家长一定不能随意提高氧气浓度。宝宝缺氧时，并不是给宝宝多吸氧，他就能好得快。长时间过多吸氧也有副作用，容易引起宝宝视网膜病或者加重肺损伤。一般情况下，推荐的氧流量是1~2升/分钟。关于怎么用氧，家长一定要遵医嘱，有不清楚的地方及时问医生。

日常护理时，能间接用氧就不持续用氧，能低浓度供氧就不采用中、高浓度供氧；尽量采用间歇给氧，能远距离供氧就不近距离供氧。

◎ 喂养

正常情况下，有慢性肺部疾病的宝宝在出院时需要强化喂养。母乳喂养的宝宝，需要在吸出的母乳中加母乳强化剂，人工喂养宝宝需要选择早产儿配方奶粉。

家长必须根据医生的要求喂养，既不要提早转纯母乳或者普通配方奶粉，造成宝宝发育不良，也不要为了给宝宝"更多营养"，延长使用母乳强化剂或早产儿配方奶粉，造成过度喂养。无论发育不良还是过度喂养，都会对宝宝未来发展造成不良影响，家长一定要慎重对待。

不管用母乳强化剂还是早产儿配方奶粉，都需要瓶喂。早产儿吸吮能力弱，家长在选择奶嘴的时候需要注意型号。奶嘴大，宝宝容易呛奶，严重时会引起窒息；奶嘴小，容易造成宝宝吸吮困难，增加耗氧量和体力消耗。出院时可以咨询医生宝宝住院时用的是什么型号的奶嘴，回家以后根据宝宝发展情况使用合适的奶嘴。

在喂养过程中，要密切关注宝宝嘴巴四周和脸上的气色，一旦出现青紫色，要立刻停止喂养，如果没有好转，需要给宝宝供氧，等脸色恢复正常再继续喂奶。如果较长时间不能缓解，需要及时就医。

◎ 居住环境

带氧回家的宝宝居住环境和其他宝宝一样，需要注意通风和卫生，但不要过分消毒。宝宝在用氧时，不要开窗，也不要有穿堂风，否则容易把氧气吹跑，导致无效吸氧。

制氧机要放在安全的地方，远离火源、煤气、燃气、天然气、厨房等一切易燃易爆的物体和场所。

◎ 洗澡

宝宝可以和其他宝宝一样洗澡，不过洗澡时要注意观察肤色，一旦发现变成青紫色，立刻停止洗澡，同时给宝宝吸氧。

◎ 早产儿视网膜病

长时间高浓度吸氧，可能会导致早产儿视网膜病或者加重肺损伤。所以，家长给宝宝吸氧时一定要遵医嘱，不要因为担心宝宝缺氧而加大吸氧量或吸氧时间。

一般情况下，出院时医生会告诉家长怎么判断可以降低宝宝吸氧浓度的时机。如果宝宝吸氧浓度一直降不下来，需要去医院检查，了解原因。

此外，一定要按出院时的要求定期给宝宝做眼底筛查。

◎ 随访

带氧回家的宝宝一定要按医生要求定期随访，不要怕麻烦。

为了能早日完成追赶，家长要在医生的指导和建议下给宝宝进行抚触。每个宝宝体质不同，如果一次完成抚触对宝宝来说太累了，可以拆分成几次来做，具体可以向医生请教。

早产儿的爸爸妈妈一定要相信，你们现在的辛苦和努力，终将会有令人惊喜的回报。

喂 养

4

◆ 母乳喂养

▌母乳喂养基本知识

母乳喂养的重要性

母乳是最适合宝宝的天然营养来源。母乳营养均衡又容易消化，而且营养成分是随着宝宝的生长而变化的。

有些人认为婴儿配方奶粉添加了多种营养素，比母乳更营养，这种想法是不对的。越是讲究科学配方的婴儿奶粉，越是在尽可能模仿母乳，但我们要知道目前为止还没有一种配方奶是完全接近母乳的。由于母乳中含有大量的生物活性物质，是妈妈为宝宝个体化定制的。单从这一点来说，母乳永远无法复制，更不可能超越！

而早产儿母亲的乳汁所含的营养，比足月儿母亲的乳汁更好，更有利于早产宝宝的生长发育。医生常常说，母乳不仅是为宝宝量身定做的优质口粮，而且是拯救早产宝宝生命的良药。不仅对宝宝现在的身体健康大有益处，还关系到宝宝的未来。小时候得到母乳喂养的宝宝，长大后出现超重和肥胖的概率更小，患Ⅱ型糖尿病的可能性也更低，而且智力发育更出色。

母乳喂养除了对宝宝有益之外，对妈妈的身体也大有好处。

母乳喂养可以促进产后子宫恢复。宝宝吃奶的时候，妈妈的身体会产生催产素，引起子宫收缩，让子宫尽快恢复到生宝宝前的状态。

母乳喂养还有利于妈妈降低患乳腺癌、卵巢癌、Ⅱ型糖尿病和产后抑郁的风险。

所以，为了宝宝和妈妈的身心健康，妈妈要尽量母乳喂养。

母乳喂养的时长

足月儿一般建议纯母乳喂养6个月，然后添加辅食。母乳喂养至自然离乳或者2周岁及以上。

不同早产儿添加辅食的月龄不同，一般不早于矫正月龄4个月，不晚于矫正月龄6个月，具体听从医生建议。

添加辅食前母乳喂养，添加辅食后仍然可以继续母乳喂养至自然离乳或者2周岁及以上。

初乳

产后一周内分泌的乳汁称为初乳。有一些旧观念认为初乳"脏"或者没营养，不让宝宝喝。这个观点非常不可取，一定要纠正。

初乳不仅不"脏"，而且含有丰富的营养，以及对早产宝宝身体非常有益的免疫因子，具有防止感染、增强免疫的作用。此外，初乳的蛋白质、维生素、微量元素等营养物质含量也是最高的。

所以，妈妈的初乳应当成为宝宝出生后的第一口奶。尽早让早产宝宝尝到初乳是健康人生的良好开端。

宝宝住院期间，妈妈要注意保持乳汁分泌

大多数早产儿在出生后就被送进了NICU，很多爸爸妈妈直到宝宝出院才第一次见到宝宝。在这期间，尽管不能亲自喂养宝宝，但妈妈依然要保持乳汁分泌。

正常情况下，妈妈产后都能分泌乳汁，但没有宝宝的吸吮，下奶的过

程会比较辛苦。妈妈要做好心理准备，爸爸和其他家庭成员也要给妈妈足够的支持和帮助。

妈妈能不能在宝宝住院期间顺利下奶以及出院后成功母乳喂养，信心和坚持非常重要，技巧和其他妈妈的经验只是辅助作用。

一般来说，如果宝宝情况不危急，预计住院三五天就能出院，那么妈妈可以用手挤奶或者使用手动吸奶器。如果宝宝住院时间比较长，建议使用电动吸奶器，因为长期手动吸奶，妈妈的手指和手腕可能会因为疲劳过度而患上腱鞘炎，影响日常生活。

正常出生的宝宝建议出生1小时内尝试母乳喂养。宝宝不在身边的妈妈可以模拟足月儿哺乳模式吸奶，在宝宝出生1小时内尝试挤奶或者用吸奶器吸奶。剖宫产妈妈首次尝试吸奶的时间可以根据自己的身体情况和医生建议，一般在术后1~2小时内进行。吸奶频率和宝宝吸吮频率相似，每2~3小时吸一次，每天8~12次。

有一些妈妈没有涨奶的感觉，认为自己"没奶"或者"奶水不足"，所以迟迟不开奶或者干脆放弃母乳喂养，这非常可惜。实际上，奶水是否充足，和能不能感觉到涨奶完全没有关系。母乳的分泌量和给予的刺激有关，只要有规律、高频率、正确吸奶，绝大部分妈妈都能为宝宝备好充足的乳汁。

▍吸奶

刺激奶阵

奶阵是指乳汁在短时间内大量排出。无论挤奶还是吸奶，都是以模仿宝宝吸吮的方式刺激泌乳。妈妈在吸奶前进行乳房按摩，刺激奶阵，可以提高奶量。

刺激奶阵的具体方法如下：

● 准备好盛奶的容器，吸奶器自带奶瓶，用手挤奶推荐使用奶瓶（盛奶的容器需要提前洗干净，用消毒柜或者在开水里煮5～10分钟消毒）；

● 彻底洗干净双手，喝一杯温水放松心情；

● 找一个舒服的环境坐好；

● 一只手托起乳房，另一只手按摩乳头和乳晕周围，可以点按，也可以按住一个地方顺时针或者逆时针按摩；

● 按摩一圈后，妈妈就能感觉到乳房膨胀，甚至会有麻麻的或者刺痛的感觉，这就是奶阵来了，就可以吸奶或者挤奶了。

● 按压推送的时候，手不要太用力，防止弄伤乳腺。

● 挤奶可以从乳房根部向乳头方向推，不要只挤乳晕周围，这样挤不干净，也容易奶结。

用手挤奶

❶ 身体前倾，让乳头位于整个乳房的最低点，这样利于乳汁下流。

❷ 一只手呈C字形托住乳房根部，另一只手拇指按住乳房根部，慢慢向乳头方向推送，在乳晕处松开。

❸ 绕乳房一圈，重复❷的按压推送姿势。但挤乳房下方的奶时，可用食指和中指按压推送。

用吸奶器吸奶

根据说明书使用吸奶器即可，不过要注意频率和力度。刚开始使用时，如果乳头感觉不舒服，可以调节频率和力度，让乳房有个适应的过程。

▌母乳保存

母乳保存温度

母乳应该常温、冷藏还是冷冻存放？不同存放方式，母乳保质期不同，具体取决于宝宝什么时候喝奶。

●常温（25℃左右）条件下，母乳可以存放4小时，但安全起见，最好不要超过1小时。

●冷藏（4℃）条件下，母乳可以存放48~72小时。但冰箱难免开开关关，很难保证恒温，所以一般不超过24小时。

●冷冻（-18℃）条件下，母乳可以存放3~6个月。

所以，如果宝宝在1小时内喝奶，那么就可以常温保存。如果可以在12小时内用完，可以放冷藏室。如果不确定什么时候使用，那就冷冻保存。

母乳保存容器

推荐使用储奶袋保存母乳，不推荐用储奶瓶。因为储奶袋可以将里面的空气排干净，防止母乳变质，但是储奶瓶没办法排空空气。

使用储奶袋时还要注意密封好，一定要写上吸奶日期和时间。

其他注意事项

●存储母乳的区域尽量和其他食物或者物品分开，防止母乳被污染。

●冷冻母乳的奶量不要超过储奶袋的2/3。因为母乳冷冻后会膨胀，超过2/3易把储奶袋撑破。

●母乳存放的时候可以从外向里摆放，也就是先挤出的母乳放外面，后挤出的放里面。这样方便每次把先挤出的母乳用掉，保证母乳新鲜不过期。

- 储奶袋不可以重复使用，这样不卫生，容易污染新的母乳。

▌瓶喂母乳

宝宝出院回家后会因各种原因需要用奶瓶喂母乳，这就需要家长学会正确瓶喂母乳，避免不恰当的操作造成母乳营养流失或者宝宝吃奶困难。

奶嘴的选择

选择奶嘴的时候需要考虑安全和合适。安全指奶嘴质量必须可靠。一定要买正规厂家生产的奶嘴，不要图便宜购买闻起来有味道的奶嘴。合适指奶嘴孔不大不小，适合宝宝。大部分奶嘴品牌都会建议0～3个月宝宝用什么奶嘴，3～6个月用什么奶嘴……但实际上，我们要根据宝宝自身的情况买奶嘴。如果宝宝总呛奶，就说明奶嘴孔大了，需要换小一号的奶嘴。如果宝宝每次吃奶都很急，吃起来很用力，就要换大一号的奶嘴。

目前市面上也有早产儿专用奶嘴。如果宝宝用新生儿奶嘴嫌大，可以试试早产儿专用奶嘴。

此外，不同品牌的奶嘴软硬口感不一样。如果换了几种型号的奶嘴，宝宝吃奶还是不顺利，可以试试换其他牌子的奶嘴。

奶瓶的选择

如果宝宝需要瓶喂的时间比较短或者家中帮手充足，可以只买2～4个奶瓶，否则建议根据宝宝每天的吃奶次数，一般8～10个奶瓶。

正常情况下，奶瓶和奶嘴要买同一品牌，这样不容易发生奶瓶奶嘴合不上的情况。

买奶瓶时同样需要购买正规厂家的产品，至于材质和价格，可以根据自己的预算来选择。此外，不同奶瓶的清洗难度也不一样，比如，有一些奶瓶防止宝宝吐奶等功能更好，但是清洗更麻烦，家长需要根据自己的实际情况购买。

加温母乳

除非母乳挤出来后直接给宝宝喝，否则无论是冷藏还是冷冻的母乳，都需要加温后才能给宝宝喝。

◎ 冷藏的母乳

冷藏的母乳可以先倒入奶瓶，然后将奶瓶放入热水中浸泡。

● 用60℃左右的热水温奶。温奶初期可以隔1～2分钟摇晃奶瓶让奶受热均匀，并滴一滴奶到手背感受奶温。

● 当手背觉得奶不凉的时候，缩短温奶时隔，比如每半分钟摇晃一下，并滴一滴奶到手背试试奶温。

● 手背觉得奶是温的，奶就温好了。

● 如果条件允许，可以买一个温奶器，把水温调到40℃。也可以用下面的方法，不过要注意把握好时间：将温奶器开到60℃，用奶瓶装好冷藏的母乳；把奶放进去加热，再把水温调回40℃；半分钟左右摇一摇，摸摸奶瓶外壁，感到是温的就差不多好了。

注意

● 母乳受热时温度过高会破坏其中的营养。不要用微波炉温奶，因为微波炉加热不均匀，可能会导致部分奶受热过高破坏营养。

● 不能把奶放到煤气灶、酒精炉、电磁炉这些温度很高的地方加热，否则会导致部分奶受热过高破坏营养。

- 千万不要把母乳烧开再冷却给宝宝喝，这样不会给奶"消毒"，只会损失里面的营养。
- 奶温到40℃左右就可以，即手背稍微感觉温热即可。奶温宁可低一些也不要高，奶温过高一方面会破坏母乳里面的营养，另一方面会烫伤宝宝的食道。

◎ 冷冻的母乳

冷冻母乳首先要解冻，时间允许的话，可以提前一个晚上放到冰箱冷藏室解冻（注意要和别的食物分开，防止母乳被污染）。

- 不要用很烫的水解冻母乳。热水会导致靠近储奶袋或者储奶瓶的奶很烫，但里面的奶还没化冻，使一部分奶因为温度过高而失去营养。
- 冷藏和冷冻的母乳会出现分层现象——母乳中的脂肪层和水质层分离，只要储存方式没有问题，母乳也在保质期以内就可以给宝宝喝。

用奶瓶喂奶

奶瓶喂奶的具体方法如下。

❶ 摇篮式抱住宝宝坐下。

❷ 拿住奶瓶，用奶嘴轻轻碰宝宝嘴唇，让宝宝自己张嘴衔住奶嘴吸吮。

奶瓶的角度要配合宝宝吸吮的角度，而且奶应该充满整个奶嘴，这样宝宝吸入的空气比较少，不容易吐奶和胀气。

❸ 喂完奶要拍嗝10～15分钟。

注意

● 喂奶时不要逗宝宝，让宝宝专心吃奶。
● 喂奶时不要边走边晃边喂奶，否则宝宝容易呛到。
● 宝宝不想吃的时候不要强行喂。
● 宝宝吃不完的奶可以直接倒掉或者让其他人吃掉，不要留到下一顿。

▍母乳强化剂

（文◎周锦妍：昆明市延安医院　刘玲：贵阳市妇幼保健院、贵阳市儿童医院）

早产宝宝的家长听到母乳强化剂往往会充满疑惑：什么是母乳强化剂？母乳为什么还要强化？母乳强化剂安全吗？

我们知道，母乳富含适于新生儿消化和生长发育的各种营养物质及生物活性成分，比如生长因子、抗病物质及干细胞等，因此母乳喂养是新生儿的最佳选择。

母乳对早产儿尤其重要，能减少喂养不耐受、坏死性小肠结肠炎和住院期间感染的发生率，有助于尽快建立肠道营养，促进生长和神经—精神发育，缩短住院时间，降低出院后再入院的概率等。

因此，世界卫生组织、美国儿科学会、欧洲儿科胃肠肝病营养学会以及我国卫健委等权威卫生组织和机构，均积极倡导母乳喂养。世界各地的NICU为降低早产儿死亡率以及相关疾病的发生率，纷纷开展母乳喂养，积极创建母乳库。

那么，母乳强化剂在其中又扮演着什么角色呢？

母乳强化剂的一般概念

虽然母乳有很多营养和免疫方面的优势，但纯母乳喂养不能满足小胎龄低体重早产儿快速生长的需求。根据相关营养指南推荐的营养素要求，国际营养专家研究设计了母乳强化剂，并在世界各地NICU中推广使用。

母乳强化剂，又称母乳营养补充剂，富含蛋白质、矿物质和维生素，添加到母乳中后，可提高母乳的能量密度，增加营养物质的含量，使早产儿既受益于母乳的生物活性成分，又能获得更多的营养。

母乳强化剂有哪些种类呢？按照来源可分为人乳来源和牛乳来源；按照剂型可分为液态和粉剂；按照蛋白质特性可分为水解蛋白和非水解蛋白。一般人乳来源母乳强化剂价格昂贵，目前我国市面上主要为牛乳来源、粉剂的母乳强化剂。

常见问题1：既然母乳对于早产宝宝营养不够，那为什么不能直接用早产儿专用配方奶粉喂养呢？母乳+强化剂更好，还是早产儿配方奶粉更好呢？

母乳对于任何新生儿都是最理想的食物，没有之一。对于早产宝宝来说，母乳更是比任何食物、药物都更加珍贵。母乳中所含有的活性免疫物质、生长因子是任何配方奶粉，包括早产儿专用配方奶粉都不可能模仿的。

纯母乳对于早产宝宝来说营养不够主要指蛋白质和热量，还有维生素和矿物质不足，这些通过母乳强化剂就能完美补充。

所以，母乳是早产宝宝最好的食物。母乳+强化剂比早产儿配方奶粉更适合早产宝宝。

早产宝宝与母乳强化剂

2019年9月发表于《中华新生儿科杂志》的《早产儿母乳强化剂使用专家共识》中提出了以下建议：

1.推荐出生体重<1800克的早产儿使用母乳强化剂；

2.宫外发育迟缓的早产儿、尚未完成生长追赶的小胎龄早产儿、因疾病状况限制液体摄入量的早产儿、出院后早期生长落后的早产儿，需个体化评估体格生长或生化指标，在医务人员指导及监测下使用母乳强化剂。

母乳强化剂只能添加到母乳中使用，弥补早产儿母亲乳汁中营养成分的不足。足月小样儿不推荐使用母乳强化剂。

常见问题2：吃配方奶的早产宝宝，需要在配方奶中添加强化剂吗？

母乳强化剂不能添加到配方奶粉中，因为会增加奶的渗透压，导致宝宝消化不良，甚至肠坏死的可能。

对于混合喂养的早产宝宝，如果生长发育不良，需要添加母乳强化剂喂养，也是添加在母乳里，配方奶不能添加。必须在儿童保健门诊或新生儿随访门诊医生的指导下进行添加，添加的比例与添加的持续时间，应由医生根据宝宝定期生长发育监测的情况、是否完成相应的追赶生长目标来决定。

母乳强化剂的添加

母乳强化剂在早产宝宝住院期间奶量达到50～80毫升/千克体重时开始添加。一般从半量强化开始，如果早产儿对母乳强化剂耐受性好，可在3～5天内达到标准的足量强化；如果早产儿耐受性差，例如出现呕吐或消化不良等，可适当延长达到足量强化的时间。

出院之后，家长应根据医生的出院告知书进行强化，并按时进行随访，由医生根据出院后宝宝的生长情况，指导家长调整强化的剂量，直至最终完成追赶，停止强化。

常见问题3：强化剂是每一顿都必须加吗？半强化和全强化都是什么意思？

在住院期间，母乳强化剂是每一顿都需要添加的，出院以后视情况而定。

要先将母乳吸出放入清洁的容器中，然后把母乳强化剂加入母乳中混匀后喂养。如果是冷冻奶，需要待奶融化温热后再添加。

足量强化的母乳能量密度相当于早产儿院内配方奶粉，达到80~85千卡/100毫升。根据强化剂品牌不同，有的强化剂25毫升母乳中添加1小包，有的强化剂20毫升母乳中添加1小包。使用前一定要看清楚说明书，按要求进行添加。半量强化的母乳能量密度相当于早产儿出院后过渡配方奶粉，达到73千卡/100毫升。由于出院后应当鼓励妈妈亲喂，以刺激增加奶量，对于仍需要继续使用母乳强化剂的宝宝，可以采用间断添加的方法，即在每天按需哺乳的基础上，挤出部分母乳进行强化。出院时，医生会告知每天使用几包强化剂，妈妈可以按照足量强化的配比浓度添加，就是用少量的母乳混匀后用奶瓶喂给宝宝，其余都亲喂就可以了。要注意的是掌握每天强化剂的使用剂量，一共用几包。

每个早产宝宝具体的强化方法、每天添加几包强化剂等，应该严格遵守医嘱，并且在出院后认真记录生长曲线表，以便医生随访时参考，更好地指导喂养。

掌欣提示

1.母乳强化剂应按说明比例或遵医嘱冲调。

2.在喂哺之前所有的喂哺用具必须清洁消毒。

3.母乳强化剂一定要现配现用，添加了母乳强化剂的母乳放置时间不能超过2小时。因为随着强化母乳放置时间的延长，母乳的渗透压增高，宝宝吃后容易导致消化不良。

4.强化后的母乳可能会导致胃排空速度变慢，家长需密切监测宝宝喂养的耐受性。

母乳强化剂的停用

母乳强化剂的使用时间主要由医生根据早产儿生长状况决定。

减停期间需监测早产儿的生长状况和血生化指标，如有生长缓慢或指标异常等情况，可酌情恢复部分母乳强化剂。

总之，什么时候添加及停止母乳强化剂，均需根据每个宝宝的情况由医生决定。因此，早产宝宝出院后家长必须定期带宝宝到医院随访，由医生对宝宝的营养及喂养进行科学指导，让宝宝出院后达到良好的生长状态。

┃母乳亲喂

准备工作

扫一扫，看视频

- 妈妈洗干净双手。
- 用干净毛巾擦拭乳房。

> **注意**
>
> 新手妈妈初期最好按照正确的哺乳姿势来做，这样可以让宝宝顺利衔乳，妈妈也少受罪。但实际上母乳喂养并没有标准姿势，只要遵循以下几个原则就可以。
> - 妈妈放松。
> - 宝宝面向妈妈。
> - 宝宝鼻子正对着妈妈乳头。
> - 宝宝嘴巴张大，抓住时机将乳头和乳晕都含在嘴巴里。
> - 宝宝下巴和妈妈乳房贴紧。
>
> 除了以上原则，妈妈可以选择让自己和宝宝觉得舒服的姿势，还可以挑选合适的哺乳垫和靠垫，让哺乳更加轻松舒适。

操作步骤

哺喂刚出生宝宝的姿势主要有以下5种。

◎ 摇篮式

摇篮式是最常用的一种体位，新手妈妈可以从摇篮式开始尝试哺乳。

❶ 妈妈找一个舒服的地方坐好，如果需要，可以在后腰、脚下和膝盖上分别放个枕头做支撑。

❷ 左手托住宝宝的脖子，右手放在屁股下面，轻轻地把宝宝抱起来。左手向前托着宝宝的身体，宝宝的脖子自然地枕在手臂处。

❸ 调整宝宝身体，让他有足够支撑，脸和肩膀正对着妈妈左边的乳房。

❹ 让宝宝的鼻子正对着妈妈的乳头，用乳头碰宝宝的上唇，在宝宝嘴巴张得最大时，轻推宝宝后背，帮宝宝一口含住乳头和乳晕（图4-1）。

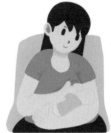

图4-1

❺ 宝宝吃完左侧乳房的奶以后，右手托住宝宝脖子，将宝宝旋转至右侧，调整姿势，按照上述步骤继续喂奶。

◎ 交叉摇篮式

交叉摇篮式适合早产宝宝。摇篮式虽然容易上手，但这时宝宝的脖子支撑得不够好，稍微抬高手肘就可能影响呼吸。交叉摇篮式可以让宝宝的呼吸更畅通，非常适合呼吸系统比较弱的早产宝宝。

❶ 妈妈找一个舒服的地方坐好，如果需要，可以在后腰、脚下和膝盖上分别放个枕头做支撑。

❷ 左手托住宝宝的脖子，右手放在屁股下面，轻轻地把宝宝抱起来。左手向前托着宝宝的身体，宝宝的脖子自然地枕在手臂处。

❸ 右手向前，用右手臂托住宝宝的身体，右手托住宝宝的脖子。注意，手不要托住宝宝的头，否则宝宝可能会因为不舒服把乳房推开。

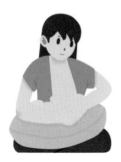

图4-2

❹ 调整宝宝的身体，让他有足够的支撑。脸和肩膀正对着妈妈左边的乳房。

❺ 让宝宝的鼻子正对着妈妈的乳头，用乳头碰宝宝的上唇，在宝宝嘴巴张得最大时，轻推宝宝后背，帮宝宝一口含住乳头和乳晕（图4-2）。

❻ 宝宝吃完左侧乳房的奶以后，用左手托住宝宝的脖子，将宝宝旋转到右侧，重复上述操作。

◎ 橄榄球式

橄榄球式非常适合给双胞胎同时哺乳，节约喂养时间。不过，在没有很熟练之前，需要他人协助。

❶ 妈妈找一个舒服的地方坐好，如果需要，可以在后腰、脚下和膝盖上分别放个枕头坐支撑。

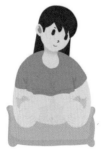

图4-3

❷ 在他人的帮助下，用橄榄球式将两个宝宝分别夹在两边腋下。可以在手臂下面垫上被子，帮助妈妈支撑。

❸ 调整宝宝的身体，让他们有足够支撑，脸和肩膀正对着妈妈的乳房（图4-3）。

❹ 让宝宝的鼻子正对着妈妈的乳头，用乳头碰宝宝的上唇，在宝宝嘴巴张到最大时，轻推宝宝后背，帮宝宝一口含住乳头和乳晕。

◎ 侧卧式

当妈妈的剖宫产伤口没有痊愈，坐起来比较费力，或者妈妈觉得很累，想在哺乳的同时休息一下时，可以采用侧卧式。

侧卧式哺乳时，需要特别注意，妈妈支撑头的胳膊要尽量往上抬，离宝宝的头远一点。千万不要抵住宝宝的头，否则会影响宝宝呼吸。侧躺喂奶时妈妈很容易睡着，旁边要有人看着，以防万一。可以用毛毯卷一个长软枕，垫在宝宝后背，给宝宝支撑。但软枕一定不要超过脖子，以免影响宝宝吃奶时头部的活动。

❶ 妈妈侧躺下，在后腰和膝盖下分别放几个枕头做支撑，把头枕在下面的手臂上。

❷ 让宝宝面向妈妈侧躺，用手托住宝宝的身体和脖子，也可以用毯子卷一个软枕垫在宝宝后背处做支撑，仅用手托住脖子（图4-4）。

❸ 让宝宝的鼻子正对着妈妈的乳头，用乳头碰宝宝的上唇，在宝宝嘴巴张得最大时，轻推宝宝后背，帮宝宝含住乳头和乳晕。

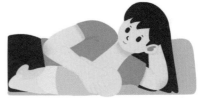

图 4-4

❹ 吃完一侧乳房，将宝宝放到另外一边，妈妈翻身侧躺，喂另一侧乳房的奶。

◎ 自然哺喂式

自然哺喂式也是很多妈妈喜欢的方式，可以让妈妈得到很大的放松。需要注意的是，妈妈喂奶时旁边最好有人看着，防止妈妈睡着后宝宝从妈妈身上滑下来造成意外。

❶ 妈妈呈45°倚靠在床上、躺椅上或者沙发上，可以在后腰处放一个

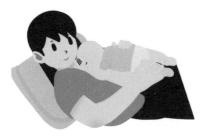

图4-5

靠枕做支撑。

❷ 宝宝趴在妈妈身上，让宝宝的鼻子正对着妈妈的乳头，用乳头碰宝宝的上唇，让宝宝一口含住乳头和乳晕（图4-5）。

❸ 妈妈两只手护好宝宝，防止滑落。吃完一侧乳房，将宝宝身体调到另一侧乳房，继续哺乳。

对于新手妈妈，哺乳并不是一件容易的事，大多数妈妈都需要多次努力和尝试才会成功。大部分妈妈最终都能找到让自己和宝宝感觉舒适的姿势，并享受和宝宝亲密接触的时光。

我们提供的哺乳姿势仅供参考，而且随着宝宝的成长，姿势还可以调整。属于你的"正确哺乳姿势"还需要靠你慢慢摸索。

不过，哺乳过程中以下几点需要记住：

•宝宝吃奶的时候，妈妈要关注宝宝的吸吮能力、脸色和可能发生的情况；

•宝宝的脸和肩膀要正对着妈妈的乳房，否则宝宝在吃奶过程中容易吸进较多的空气，造成吐奶或胀气；

•要保证宝宝头、脖子和脊柱在同一条直线上，这样宝宝更舒服，吃得更好；

•一定要注意宝宝的衔乳姿势，确认宝宝把乳头和乳晕都放在嘴里，否则宝宝一方面不容易吃到奶，另一方面也会让乳头疼痛，增加乳头皲裂的风险；

•哺乳时注意不要让乳房压到宝宝的鼻子造成呼吸困难，可以让宝宝呈抬头的状态，鼻子很自然就会暴露出来，防止窒息发生；

•喂奶时要注意充分吸吮了一侧乳房再换边，以促进乳汁分泌，减少妈妈发生乳汁淤积，也能够保证宝宝吃到脂肪含量高的后乳，有利于体重增加。

▌拍嗝

扫一扫，看视频

大多数6个月以前的宝宝，无论早产儿还是足月儿，因为胃和喉发育不成熟，在吃奶过程中吸入的空气没办法正常排出。如果不拍嗝，宝宝往往会吐奶。

因此，小宝宝每次吃完奶以后都要拍嗝。特别容易吐奶的宝宝，每顿奶吃到1/3或者2/3的时候需要停下来拍拍嗝，等宝宝打嗝了再喂。

要注意的是，刚出院的小宝宝常常拍不出嗝，往往要等大一些才能拍出来。有些家长觉得拍不出来就不拍了，这是不行的。每次都要拍10分钟左右，然后再把宝宝放下侧卧。

拍嗝的操作步骤如下（图4-6）。

❶ 在肩膀上垫一条小毛巾。

❷ 一只手托着宝宝的屁股，另一只手托着宝宝的脖子，抱起宝宝。

❸ 直立式抱好宝宝，将宝宝的头放到肩膀上。

❹ 将宝宝的头扭向外侧，确保宝宝呼吸不受影响。

❺ 一只手托住宝宝的屁股，另一只手除了大拇指，其他四个手指微微弯曲，呈空拳状。

❻ 用空拳从下往上轻轻拍打宝宝背部。力度不要太大，感觉宝宝身体微微颤动就可以了。

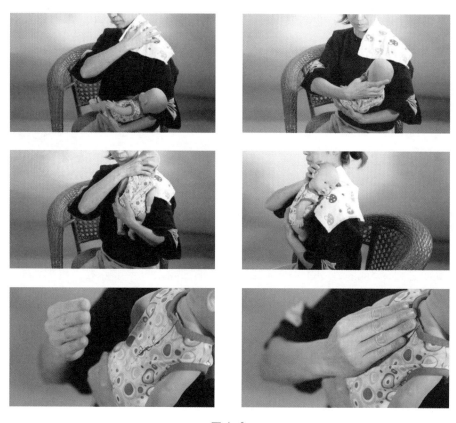

图 4—6

▌特殊情况下的母乳喂养

乳腺炎

妈妈患乳腺炎往往是由于乳腺管不通畅造成的，所以让宝宝更频繁有效地吸吮乳房是预防和治疗乳腺炎最好的方法。宝宝的吸吮让乳房排空，有利于乳腺管畅通。如果宝宝吃不完，要用吸奶器把奶吸出来，保证及时排空乳房。

如果妈妈发热需要治疗，可根据医生的建议来决定要不要继续喂养。

情绪波动较大

传闻妈妈生气或者伤心时，母乳中会产生毒素，不能给宝宝喝。这种说法毫无根据。妈妈情绪不好不会影响母乳的营养，也不会产生毒素，不过会影响奶量。所以，家人要多关爱哺乳期的妈妈，少让她生气伤心。

如果妈妈出现生气伤心的情况，不要放弃母乳喂养，母乳依然是宝宝最优质的口粮，乳母喂养反而可以缓解妈妈的负面情绪。

感冒

如果妈妈感冒了，有嗓子疼、咳嗽、流鼻涕的症状，甚至低热等，可以继续母乳喂养，而且鼓励母乳喂养。不过，妈妈哺乳时需要戴口罩，同时注意在哺乳前，妈妈要将自己的手和脸洗干净，室内空气要新鲜。

感冒病毒是呼吸道病毒，不会通过乳汁传播。相反，妈妈在感冒期间身体会产生抗体，这种抗体可以通过乳汁传给宝宝，降低宝宝患感冒的风险。

普通感冒一般不需要吃药，一周左右就能好。如果妈妈感冒症状比较重，需要吃药的话，可以咨询医生是不是可以继续母乳喂养。一般的感冒药是不影响母乳喂养的。

甲状腺功能亢进

哺乳期的甲状腺功能亢进（甲亢）患者不建议采用放射性碘治疗，因为放射性药物可以通过乳汁引起宝宝甲状腺功能减退。如果采用了这种治疗方案，必须停止母乳喂养。

中华医学会内分泌学分会制定的《中国甲状腺疾病诊治指南》指出，

哺乳期首选药是甲巯咪唑，剂量是每天20~30毫克，这对于母婴都是相对安全的。丙硫氧嘧啶可作为二线药物，剂量每天在300毫克以内也是安全的。妈妈可以选择在服药前哺乳，服药后间隔4小时再哺乳。

甲亢患者如果选择母乳喂养，需要在医生的指导下进行。定期带宝宝检测甲状腺功能，确保宝宝的甲状腺正常。

甲状腺功能减退

患有甲状腺功能减退（甲减）的妈妈，在哺乳期间需要继续服用优甲乐治疗。优甲乐在乳汁中含量极少，正常服用不会通过母乳影响到宝宝。

如果妈妈因为担心影响宝宝而暂停服药，导致再次出现甲减，影响奶量，反而得不偿失。

不过，妈妈要定期检查甲状腺功能，及时调整药品用量。

乙肝

很多患有乙肝的妈妈因为担心会将乙肝病毒传染给宝宝而放弃母乳喂养，这是没有必要的。

目前，乙肝（包括大三阳和小三阳）妈妈分娩的新生儿在出生以后就会尽快注射乙肝疫苗和乙肝免疫球蛋白。这样的联合免疫接种使乙肝母婴传播率下降至1%以下，有效地保护新生儿免受感染。经过双重保护后，妈妈可以放心地母乳喂养自己的宝宝。

有的乙肝妈妈除了大三阳和小三阳之外，还有肝功能异常，需要服用抗病毒药物治疗。如果仅在孕期服药，产后即停药，是可以母乳喂养的。但如果妈妈仍然需要继续服药治疗的话，由于抗病毒药物对宝宝的安全性尚不确定，是否可以母乳喂养要咨询医生权衡利弊而定。

患有乙肝的妈妈在母乳喂养期间，如果乳头破损，为了防止宝宝吸入混有乙肝病毒的血液，可以用健康的乳房哺乳，等破损的乳头好了再进行母乳喂养。

乙肝疫苗和乙肝免疫球蛋白联合接种是目前避免感染乙肝最有效的办法，早产宝宝同样如此。

丙肝

有研究显示，母乳喂养和人工喂养的宝宝感染丙肝的概率相近，所以母乳喂养不会增加宝宝感染丙肝的风险，患有丙肝的妈妈也可以正常哺乳。但如果妈妈乳头破损，有出血情况，乳头破损的乳房需要暂停哺乳，用健康的乳房哺乳。

甲肝或者戊肝

如果妈妈是孕前期或者中期发生甲肝、戊肝，生宝宝时已经恢复，那么母乳喂养不受任何影响。如果在宝宝出生后感染甲肝或者戊肝，并且还在急性期，则需要暂停母乳喂养，但需挤奶保持泌乳。隔离期过后可以继续母乳喂养。

艾滋病

为了最大可能减少艾滋病病毒（HIV）的母婴传播，建议人工喂养。

要避免混合喂养。因为混合喂养需要宝宝的肠胃有很好的适应性，但很多情况下，宝宝的肠胃有炎症，在喝了混有HIV病毒的母乳后，有很强的感染风险，所以混合喂养是禁忌的。

巨细胞病毒

出生胎龄32周及以上或者出生体重在2000克及以上的新生儿，妈妈即使感染巨细胞病毒，也可以母乳喂养。尽管妈妈乳汁中含有巨细胞病毒，但对于出生胎龄32周以上或者出生体重2000克以上的宝宝，这些病毒仅引发隐性感染，既不会发病也不影响生长发育，所以对于这样的宝宝，鼓励妈妈进行母乳喂养。

出生体重在1500~2000克的宝宝，需要在医生指导下进行母乳喂养。

出生胎龄32周以下或者出生体重在1500克以下的早产儿，可以送母乳到医院，经巴氏消毒后，可以喂给宝宝吃。

如果宝宝已经感染巨细胞病毒，对母乳进行巴氏消毒后，同样可以母乳喂养。

带状疱疹

如果乳房和胸部都没有带状疱疹，可以直接哺乳，但要注意不能让宝宝和疱疹接触。如果胸部有疱疹，那么需要把奶挤出来喂，但奶不需要消毒。

水痘

如果妈妈怀孕期间患水痘，分娩前已经结痂脱落，那么产后可以直接母乳喂养。如果妈妈分娩前还没有结痂脱落或者哺乳期发生水痘，妈妈还具有传染性，不能直接给宝宝哺乳，需要母婴暂时隔离。如果乳房上或者周围没有水痘，那么可以把奶挤出来喂给宝宝，且不需要消毒。

结核

结核可能发生在身体的任何脏器，常见的是肺结核。除乳腺结核外，其他部位的结核并不会让妈妈的乳汁中含有结核杆菌。

符合以下几种情况的妈妈可以在分娩后母乳喂养。

- 活动性结核经过正规治疗2周以上，痰结核菌阴性，可以直接哺乳。
- 妈妈服用抗结核药物的时候可以母乳喂养。
- 可以在吃药之前或者刚吃药后哺乳，因为这时乳汁中的药物浓度最低。
- 如果妈妈是肺结核，但宝宝出生时还没开始治疗，或者治疗了但是痰结核菌仍是阳性，那么妈妈需要和宝宝隔离。这种情况可以将乳汁吸出来由其他人瓶喂，且母乳不需要消毒。
- 如果妈妈是乳腺结核，需要将乳汁消毒以后再喂。

梅毒

怀孕时妈妈已经接受正规治疗的，不管抗体滴度高低，生下宝宝后都可以直接母乳喂养。怀孕时妈妈没有接受正规治疗，或者产前1～2周才确诊的，暂时不要直接哺乳，可以将乳汁吸出来消毒后再喂给宝宝。治疗结束后可以直接哺乳。

弓形虫

妈妈怀孕前感染弓形虫，并且已经完成治疗的，可以直接哺乳。如果妈妈在生宝宝前没有治疗或者疗程还没有结束，那么需要把奶吸出来消毒后再喂给宝宝。治疗结束后可以直接哺乳。

需要暂停母乳喂养的情况

哺乳期间，如果妈妈必须用药，需要根据用药情况来决定是不是暂停母乳喂养。有些药物不影响哺乳，有一些会影响，而且服用不同的药物要暂停的喂奶时间也不相同，具体要咨询医生，并根据医生建议调整喂奶方式。

妈妈喝酒或者吃了含酒精的食物，最好等2小时以后再哺乳。

妈妈在接受放射性同位素检查时，需要暂停母乳喂养。必须接受同位素检查的妈妈需要与医生沟通，选择适合自己的检查，安排好宝宝的喂奶方法和时间。如果需要暂停母乳喂养，可以保持吸奶频率，保证泌乳量，等身体条件适合哺乳后再进行母乳喂养。

常规放射性诊断，比如B超、X光、MRI、CT等，正常情况下都不影响哺乳。但做MRI和增强CT时，需要和医生沟通是否需要暂停哺乳、需要暂停多久等。

如果妈妈接触过有毒有害物质，需要认真清洗全身，并暂停母乳喂养。暂停喂养的时间建议咨询医生。

不能母乳喂养的情况

●宝宝患有一些先天性代谢性疾病，如半乳糖血症等。这些病症非常罕见，通常出生后很快会出现症状，就能被检查出来。喂养方法听从医生建议。

●患有严重心脏病、肾病导致肾功能不全等疾病的妈妈，由于身体虚弱，需要根据医生建议再决定要不要母乳喂养。

●妈妈吸毒不可以给宝宝哺乳，因为乳汁里含有毒品成分。

常见问题

Q | 宝宝没办法衔乳怎么办？

A | 一般来说，宝宝没法衔乳的原因可能有以下3种。

◎ 哺乳姿势不对

如果是哺乳姿势导致宝宝不能衔乳，妈妈需要调整姿势，确认宝宝面朝乳房，脖子和脊柱在同一条直线上。

◎ 宝宝力气不够

宝宝力气不够，妈妈可以尝试用交叉摇篮式和橄榄球式哺乳。用这两种方式哺乳时，最好选择合适的哺乳垫减轻负担。妈妈在哺乳时一只手臂托住宝宝，一只手呈U字形托住宝宝下巴，帮助宝宝衔乳。

如果宝宝力气不够，哺乳花费的时间通常会很长，妈妈也会很累。尽管和瓶喂比起来，宝宝初期会吃得很辛苦，但这样也可以锻炼宝宝的吸吮能力。

为了锻炼宝宝的吸吮能力，妈妈可以每次亲喂10～15分钟，当宝宝吸吮力量越来越小时，可以先让宝宝休息，妈妈用吸奶器将剩下的母乳吸出来用奶瓶喂养，以保证宝宝的追赶生长。

只要条件允许，建议妈妈坚持让宝宝多吸吮。早产宝宝要成功实现母乳亲喂，往往需要妈妈付出更多的精力和耐心，也需要全家人共同努力。当妈妈在尝试亲喂时，家庭其他成员要给予支持、鼓励和关心。

◎ 妈妈乳头过大，宝宝嘴小

如果妈妈乳头比较大，可以用乳头轻轻碰宝宝嘴唇或者挤一些初乳涂在嘴唇上，刺激宝宝张大嘴（像打呵欠那样），这时候再让宝宝衔住乳房和乳晕。

如果妈妈乳头过大，宝宝吸吮需要更多的力气。在宝宝比较小的时候，同样可以先让宝宝吸吮10~15分钟，然后妈妈用吸奶器把奶吸出来，再用奶瓶补喂。

等宝宝吸吮能力越来越好，这个问题也就解决了。

Q ｜ 宝宝乳头混淆怎么办？

A ｜ 在早产儿住院期间，大多数妈妈都不能亲自哺乳，所以出院后宝宝很容易出现只吃奶瓶不直接吃妈妈奶的情况，这就是乳头混淆。

乳头混淆出现的原因是，奶瓶和乳头吃奶方式不同，相较奶瓶，直接哺乳需要宝宝张大嘴，用更大的力气。因为吃奶方式不同，宝宝需要时间调整适应。不同宝宝纠正乳头混淆的时间不同，有的可能一天内就能纠正过来，有的可能需要一两周。

给宝宝纠正乳头混淆的时候主要注意以下3点。

◎ 坚持

给宝宝从吃起来比较轻松的奶嘴换到费劲的乳头一般不会太顺利，宝宝哭闹的情况常会发生，这时需要家庭成员想法一致，坚持尝试亲喂。

◎ 正确的哺乳姿势

妈妈要学习正确的哺乳姿势，确保宝宝能含住乳头和乳晕。妈妈可以在哺乳前刺激奶阵，甚至挤出一些奶来，让宝宝尽快吃到奶。

◎ 选择合适的哺乳时机

不要在宝宝非常饿已经哭闹的情况下哺乳，此时宝宝一般脾气不好，没有耐心。可以观察宝宝有饥饿感、有寻乳表现的时候进行尝试。

Q | 怎么知道宝宝吃饱了？

A | 判断宝宝是不是吃饱的最重要指标是体重增长情况，如果宝宝出生后前3个月每月增加体重能达到800克以上，那么就说明宝宝吃饱了。不过这个标准是正常情况，如果遇到宝宝生病等情况，体重不增长或者增长缓慢也是正常的。

日常喂养时一般可以通过以下情况判断宝宝是否吃饱：

- 能听到宝宝有节奏的吸吮和吞咽声；
- 宝宝吃着吃着主动放下乳头或含着乳头睡着；
- 纯母乳喂养的宝宝每天小便6次以上，而且尿量不小；
- 宝宝吃完以后比较满足，想睡觉。

如果宝宝没吃饱一般会有这些表现：

- 宝宝一直在用力吸奶，不肯放乳头；
- 宝宝吃完奶后会一直哭闹，睡不踏实，排除其他原因后，可能是因为没吃饱。

判断宝宝是不是吃饱主要看体重增长来判断：如果宝宝体重增长正常，那么爸爸妈妈就不需要担心；如果体重增长不好，首先确认哺乳姿势是不是正确。如果哺乳姿势没有问题，那么在宝宝吃完奶以后再用吸奶器将剩余的母乳吸出。如果完全吸不出来，就说明妈妈母乳不足，可以在母乳之后再加配方奶喂养。

条件允许的情况下，妈妈在喂奶后用吸奶器在两侧乳房各吸奶15分钟，刺激乳汁分泌。一开始可能出奶很少甚至没有奶，但妈妈要坚持。吸奶器吸奶力度不要太大，保证自己舒服。一般坚持一段时间，奶量可以追赶上。这时可以减少奶粉的喂养量，慢慢过渡到纯母乳喂养。

Q | 母乳喂养需要喂水吗？

A | 不需要。母乳中90%左右都是水分，而且如果妈妈补充了足够的水分，母乳中的水分含量也会随着增加。母乳的这种自我调节功能就是为了满足宝宝的营养需求。所以，无论天气是否炎热，6月龄以下纯母乳喂养的宝宝都不需要喂水，即便宝宝出现发热等情况，也是按时、按需哺乳而不是喂水。

给母乳喂养的宝宝喂水，最直接的影响是宝宝的吃奶量变少。宝宝胃容量比较小，喝了水以后，喝奶就会减少，宝宝就不能从母乳中获得充足的营养进行生长发育。所以，母乳喂养的宝宝6月龄前不要喂水。

Q | 哺乳期妈妈需要补充营养素吗？

A | 喂奶是一件消耗体力的事情，哺乳期的妈妈除了分泌供宝宝生长的乳汁外，自己的身体也需要营养。所以，哺乳期的妈妈要尽量保证营养均衡，肉、奶、蛋、豆制品、主食、蔬菜和水果都要摄入。另外，要尽可能多喝水。

除均衡饮食外，哺乳期妈妈要适当补充钙剂。因为从乳汁中会流失较多的钙，容易造成妈妈缺钙和骨质疏松。

◆ 人工喂养

▌配方奶粉的选择

如果由于各种原因无法进行母乳喂养，可以选择人工喂养。

家长应在医生指导下根据早产宝宝的生长情况，选择早产儿配方奶粉或者普通新生儿配方奶粉。

早产儿配方奶粉

早产儿出生后为了满足快速生长的需求，和足月儿相比需要更多的热量和营养。早产儿配方奶粉就是为了满足早产儿的特殊需求而设计的。

早产儿配方奶粉分为早产儿院内配方奶和早产儿过渡配方奶。

早产儿出院后过渡配方奶是介于早产儿院内配方奶和普通新生儿配方奶粉之间的奶粉。

早产宝宝不是必须吃早产儿配方奶粉

一般来说，出生胎龄在34周以上且出生体重在2000克以上的早产儿，可以直接吃新生儿配方奶粉。但是，如果宝宝增长速度不够，达不到每月800克，那么可以适量补充早产儿过渡配方奶，直到生长达标。

出生胎龄在34周以下或者出生体重在2000克以下的早产儿，可以吃早产儿配方奶到矫正胎龄38~40周，再换早产儿过渡配方奶，直到生长达标。

足月小样儿的奶粉选择

足月小样儿因身体成熟度与早产儿不同，一般不推荐足月小样儿吃早产儿配方奶或者早产儿过渡配方奶，以防短期体重增长过快，给身体代谢造成负担，影响宝宝未来身体健康。

早产儿配方奶粉的选择

一般来说，早产宝宝出院时胎龄已达38～40周，应该选择早产儿过渡配方奶。市面上可以买到的早产儿配方奶粉基本都是早产儿过渡配方奶。

如果宝宝出院时胎龄还没达38～40周，要咨询医生奶粉该怎么选。

目前，大品牌的奶粉商都有早产儿配方奶粉，爸爸妈妈可以根据实际情况自己选择。但一定要选择正规厂商的品牌，不要听信广告，给宝宝吃不正规的奶粉。

早产儿配方奶粉的使用时间

要根据宝宝的身体情况来决定早产儿配方奶粉的使用时间。具体来说，由宝宝的生长速度和体格增长情况决定，家长可以通过生长曲线做初步判断，并在随访时听从医生的专业意见。

当宝宝生长发育能达到正常标准时，就可以转喂普通婴儿配方奶粉了。

▎奶粉冲泡

准备工作如下：

● 40℃温开水；

● 干净的奶瓶1个；

扫一扫，看视频

- 婴儿配方奶粉（含奶粉勺）1盒；

- 家长洗干净双手。

注意

- 如果是自来水或者井水，水一定要烧开冷却到一定温度以后再用来冲泡奶粉。
- 宝宝的奶瓶每次一定要清洗干净并消毒、晾干。
- 给宝宝用的水壶一定要清洗干净。
- 冲泡奶粉的水温一定不要过高。水温太高一方面会破坏奶粉的营养，另一方面会烫到宝宝。
- 市面上有可以调温的热水壶，其中泡奶挡的水温正适合冲泡奶粉，使用方便。
- 如果不打算购买可调温热水壶，可以准备一个开水壶和一个凉开水壶，方便兑水。

操作步骤如下（图4-7）：

❶ 加温水，水量要根据配方奶粉的冲泡说明添加；

❷ 拿起奶瓶，视线和水面平行，观察水量是否准确；

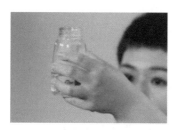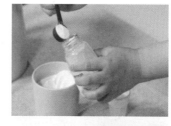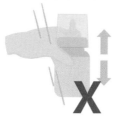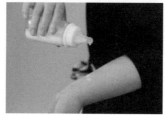

图4-7

水量根据配方奶粉冲泡说明来添加，不要多也不要少。

❸ 根据配方奶粉冲泡说明的要求加入适量奶粉，然后将奶粉勺放回规定地方，防止污染；

一勺是一平勺，不要多也不要少（图4-8）。

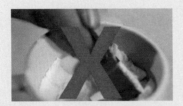

奶粉太少

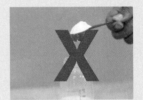

奶粉太多

图4-8

❹ 加好奶粉，盖好奶瓶的盖子，水平方向轻轻摇晃奶瓶，使奶粉充分溶解；

不要用力上下摇晃奶瓶，否则容易产生气泡，宝宝吃了容易胀气。

❺ 摇匀后，在前臂上滴几滴奶液，感觉奶液是温热的，不烫不冷，奶粉就冲泡好了。

常见问题

Q ｜ 配方奶粉可以冲泡得浓些吗？

A ｜ 不可以。有的家长觉得配方奶粉冲泡浓一些会更有营养，但宝宝的吸收能力有限，奶粉冲泡得浓，会增加肾脏负担，得不偿失。

　　冲泡配方奶粉一定要按照冲泡说明来做，不要多加或者少加奶粉。

Q ｜ 冲泡的奶吃不完可以放到下一顿继续喂吗？

A ｜ 不可以。因为宝宝吃过的奶放置过久会滋生细菌（每个人身体里都有各种细菌），而且奶本身的营养和温度都适合细菌繁殖，所以吃过的奶一定要倒掉或者让家里其他人吃掉，下一顿再重新冲泡。

Q ｜ 怎么判断宝宝的奶量是否合适？

A ｜ 宝宝每天每顿的奶量可能不会吃得完全一样多。有时宝宝吃吃睡睡，这顿吃得少了，下次可能会多吃点。有的宝宝这几天吃奶少，过几天又很能吃。这都是常见的现象，妈妈不要去纠结。只要宝宝体重增长正常，就说明宝宝吃饱了。

Q ｜ 配方奶粉喂养的宝宝需要喂水吗？

A ｜ 不一定。在气候干燥的季节或炎热的夏天，配方奶粉喂养的宝宝可以白天在两顿奶之间试着喂点水，宝宝想喝就喝，不喝也没关系，不要强求，宝宝会根据自己的需要进行调节。

◆ 混合喂养

混合喂养就是宝宝既吃母乳又吃配方奶粉。混合喂养时一定要先喂母乳，母乳不够的情况下再补充配方奶粉，让宝宝尽可能多吃母乳。

▌母乳、母乳强化剂与早产儿配方奶粉的混合喂养

出生胎龄在34周以上且出生体重在2000克以上的宝宝，如果母乳不够，可以直接用普通新生儿配方奶粉补充。如果宝宝生长速度过慢（前3个月低于800克/月或者平均每天增长少于30克），除母乳外，宝宝可以添加早产儿过渡配方奶。

其他情况的宝宝，如果主要是母乳喂养，那么在矫正月龄38～40周前，母乳中要加入足量母乳强化剂并补充早产儿配方奶，之后转为半量母乳强化剂和早产儿过渡配方奶，直到完成追赶生长。

如果买不到母乳强化剂，也可以选择母乳和早产儿过渡配方奶混合喂养。

▌主要吃早产儿配方奶粉，不需要加母乳强化剂

宝宝出生胎龄在34周以上且出生体重在2000克以上，可以选择"母乳+普通新生儿配方奶粉"的方式喂养。如果宝宝生长速度过慢（低于800克/月或者平均每天增长少于30克），可以选择"母乳+早产儿过渡配方

奶"的方式喂养。

其他情况的宝宝，如果母乳量少于一天吃奶量的50%，那么鼓励以"母乳+早产儿配方奶"的方式至矫正月龄38～40周，此后改为"母乳+早产儿过渡配方奶"的方式喂养，直到完成追赶生长。

▌混合喂养的宝宝不一定要喂水

可以在两顿奶之间喂水，宝宝想喝就喝，不喝也无所谓。

◆ 常见喂养问题

▌没办法抱着喂奶

早产宝宝吃奶最好抱起来喂，以防吐奶或呛奶。但有的宝宝有抱起来就睡的问题，这可能和神经发育不成熟有关系。

这样的宝宝如果睡眠充足，那么哺乳时可以在宝宝身下垫哺乳垫，妈妈侧躺喂奶；如果是瓶喂，可以选择半躺着喂。

每天喂奶时都要尝试抱宝宝喂，一般过一段时间这种情况就会得到改善。

吃奶慢

宝宝吃奶慢的原因有很多，要具体原因具体分析。

性格

每个宝宝性格不同，有些宝宝天生做任何事都慢条斯理。这样的宝宝吃奶慢是正常的，不需要纠正。

力气小

一些早产宝宝比较瘦弱，吸吮能力不足。对宝宝来说，吃奶是件费力气的事情，所以可能会边吃边歇，甚至边吃边睡。

母乳亲喂的妈妈可以用交叉摇篮式或者橄榄球式姿势喂奶，用两手指托住宝宝下巴的同时用拇指挤压乳晕，帮助乳汁流出。每次亲喂10~15分钟以后，用吸奶器将母乳吸出，再用奶瓶补充喂养。

奶瓶喂养的宝宝可以用小一点的奶嘴。

等宝宝身体更强壮一些，吃奶慢的问题就会得到缓解甚至解决。

奶不够

有些宝宝一直吸吮妈妈的乳头不肯吐出，可能是因为妈妈的奶不够，宝宝没吃饱。这种情况可以在喂完奶后，再补充一些配方奶。但是家长一定要确认宝宝吃奶慢是因为母乳不够，否则不要随意添加配方奶。

确认母乳是不是够，可以将母乳全部挤出来用奶瓶喂。因为吸吮奶瓶比亲喂省力气，如果宝宝只吃了一部分，说明妈妈母乳足够，但宝宝力气不够，可以用上一条建议的方法帮助宝宝顺利吃奶。如果宝宝吃完母乳还能再吃，说明母乳不够，可以添加配方奶。但建议在每次喂奶后，再用吸奶器在每侧乳房各吸奶15分钟左右，促进乳汁分泌。

吐奶

如果宝宝吐奶，家长一般可以从以下几个方面找原因。

• 如果宝宝每次吃过奶都会吐，但不严重，可能是因为宝宝消化系统发育不成熟导致的，等宝宝发育得更成熟了，吐奶就会好转。

• 如果宝宝每次吃奶都很急很快并吐奶，可能是因为宝宝吸进去太多空气。如果遇到这种情况，家长在喂奶时要注意：不要等宝宝饿极了才喂奶，要及时喂；喂奶姿势要正确，尽量让宝宝少吸入空气；喂奶间隙，比如从一侧乳房换到另一侧的时候，给宝宝拍拍嗝；喂完奶，及时拍嗝。

• 吃完奶和宝宝玩耍后吐奶，可能是因为吃饱以后剧烈运动，体位变化造成的。给宝宝喂奶时要尽量平静，不要逗宝宝。喂完奶30分钟内不要和宝宝剧烈玩耍。

不过，如果遇到以下任何一种情况，都需要及时去医院咨询儿科医生：

• 宝宝吐奶越吐越严重，呕吐物非常有力地喷射出来；

• 宝宝边吐边咳嗽；

• 宝宝的呕吐物呈绿色；

• 宝宝呕吐物里面有血；

• 宝宝体重一直没有增加甚至减轻；

• 宝宝吐的时候很痛苦（正常吐奶对宝宝精神状态没有影响）。

胀气

胀气是新生儿常见问题。一般情况下，宝宝看着全身在使劲，脸憋得红红的，小腿蹬来蹬去，身子扭来扭去，甚至哭闹不止，往往就是胀气了。

胀气的原因并不明确，与神经系统发育不完善和肠胃发育不成熟导致。

对待胀气，家长需要慢慢摸索适合自己宝宝的方法，以下经验仅供参考。

- 多拍嗝。可以尝试在宝宝吃奶吃到一半时给宝宝拍拍嗝，吃完奶再拍嗝，让宝宝排气。
- 给宝宝按摩小肚子。一只手将宝宝双脚微微抬起弯曲，另一只手在宝宝肚脐周围以顺时针画圈的方式按摩。
- 让宝宝趴在大人的身上，同时轻轻抚摩宝宝的后背，这样宝宝会感觉舒服一些。
- 亲喂的妈妈少吃产气的食物，比如奶制品、豆制品、红薯等。
- 放一些宝宝喜欢的音乐，用声音转移宝宝的注意力。
- 耐心等待宝宝长大，肠胃功能成熟后胀气问题也许就会消失。

对于家长来说，宝宝胀气是比较折磨人的，时间长了，家长可能会因为宝宝无休无止的哭闹而感到沮丧和崩溃。家长为此要做好心理准备，告诉自己这是正常的，并在情绪快要失控的时候，请家里其他人帮忙照看一下宝宝，自己要试着恢复冷静。

▌奶量差别大

大部分宝宝每顿奶的奶量都有10%～20%的差别，有些宝宝甚至会差得特别多。但只要宝宝生长发育正常，就没有问题。

◆ 喂养细节及困难

（文◎马巍：国际认证泌乳顾问、金泉妈妈®创始人）

▌早产儿母乳亲喂注意事项

正确的哺乳姿势

正确的哺乳姿势能帮助宝宝更快学会含乳，也能让妈妈和宝宝更快进入供需平衡的状态。需要注意的是，无论选用哪种姿势，在哺乳过程中都要确保宝宝的头保持抬起并可以自由活动、手臂紧贴身体、髋关节屈曲。

宝宝体重达到2.5千克前建议使用的哺乳姿势有以下几种，具体操作步骤可见本书相关内容。

● 橄榄球式。最适合早产儿妈妈使用的哺乳姿势，在NICU或宝宝刚回家时，都可以尝试橄榄球式。此式更容易让宝宝保持身体姿态稳定，妈妈给予宝宝头和颈部的支撑充分，能够引导宝宝更快速实现含乳。

● 交叉摇篮式。此式哺乳时，妈妈给予宝宝的头和颈部支撑充分，能够引导宝宝更快速地含乳。

● 自然哺喂式。此式能够帮助妈妈放松身体，有利于引导宝宝掌握主动吃奶的本能，更适合乳汁流速较快、亲喂容易出现呛奶的情况。但此式在开始尝试时需要有专业人员进行指导或者有家人协助，随着妈妈与宝宝配合熟练后，就可以自如操作了。

● 侧卧式。适合乳汁流速较快、容易出现呛奶的情况，以及有厌奶表现的宝宝。在最初尝试的时候，妈妈需要家人的帮助，以便把宝宝摆放在合适的位置。

● 双胞胎哺乳姿势。在给双胞胎宝宝哺乳时，需要先单独喂一个宝宝，直到妈妈与宝宝配合熟练再同时哺喂。可以选择的姿势有双橄榄球式、双交叉摇篮式、双摇篮式等多种组合方式。

亲喂特征及亲喂技巧

宝宝需要张大嘴，嘴唇放松，才能把妈妈的乳头和大部分乳晕含入。深含乳才有利于吃到更多的奶，同时保护妈妈乳头不受伤。

含住后，宝宝的舌头、下巴和上腭配合固定住妈妈的乳房，同时舌头形成凹槽状，包裹住妈妈的乳头和乳晕。宝宝的舌头应进行波浪式运动，挤压妈妈的乳房，促使乳汁排出。在这个过程中，宝宝的下巴有明显的前后移动。

宝宝需要先吸吮1～2分钟刺激奶阵出现，才会有乳汁快速流出。乳汁会顺着宝宝舌头形成的凹槽流向咽喉，促使宝宝形成有节奏的吞咽。

妈妈乳汁的流速会伴随奶阵的变化自然地改变，这样有利于宝宝在吃奶的过程中调节呼吸，而不用松开妈妈的乳房。

含乳辅助

为了帮助宝宝含乳更充分，妈妈可以用"三明治"手法来帮助乳房重新塑形：手呈C字形或者U字形握住乳房，手指放在乳晕外大约2厘米的位置，拇指先向胸腔方向微微下压，再配合食指、中指挤压住乳晕，让乳晕变得扁而长，乳头微微上翘。这样当宝宝张大嘴时，支撑住宝宝头和颈部的手将宝宝推向乳房，就可以快速实现含乳了。要注意，不同的哺乳姿势握住乳房的手要调整成不同方向的，确保拇指就像横在宝宝上唇的小胡子。

哺乳前乳房肿胀或过度涨奶，会导致乳头、乳晕绷紧，不易塑形，造成宝宝含乳困难。此时，可以用反向按摩手法软化乳头、乳晕。双手拇指或者食指与中指并拢，手指第一指节放在乳头两侧的乳晕上，向胸腔方向下压，压住后慢慢数到十，轻轻放松，再次下压……反复操作大约一分钟。随着乳晕变软，可以再压深一些，换着方向让乳晕整体变软。如果奶量比较多，也可以用手先将奶挤出一些，让乳头、乳晕变得更柔软，以利于宝宝更轻松地含住乳房，更快地吃到奶。

亲喂有效的判断标准

● 正确含乳。

● 连续有力吸吮，可以看到明显的下颌运动。

● 可以观察到明显的连续吞咽。

● 喂奶过程中和结束后，乳头没有明显的变形、破损及疼痛。

● 乳房在哺乳前后的充盈程度有明显变化。

● 宝宝在哺乳后有放松、满足的表情。

● 每天能换6～8个尿湿的纸尿裤，每天大便3次以上或者至少1次量多的大便。

● 体重生长满意。

提高亲喂效率和成功率的方法

通过有节奏地挤压乳房，可以在亲喂时让宝宝吃到更多的奶。如果发现宝宝亲喂时很容易睡着或者吸吮力弱、吞咽少，可以将奶吸出来用奶瓶喂养，确保摄入充足。随着宝宝吃奶能力增强，再逐步增加亲喂以替换瓶喂。早产宝宝不能用睡眠时长来判断是否吃饱了，因为即使没吃饱，他也会睡觉。

▍早产儿瓶喂注意事项

正确的瓶喂姿势

由于早产宝宝体格偏小、头控较弱，喂养时更需要注意姿势正确，给予宝宝全身的体位支持以及头、颈部的足够支撑。

◎ 半直立式

宝宝面对妈妈或侧坐在妈妈腿上，上身偏直立（50~60°），双手贴紧身体，髋关节屈曲。妈妈的非惯用手支撑住宝宝的头和脖颈，让宝宝的头保持抬起，并且可以自由活动。惯用手握住奶瓶，引导宝宝含入奶嘴。喂奶过程中，奶瓶从水平位开始，随着瓶中奶量减少逐渐缓慢抬高，确保宝宝吞咽节奏平稳、呼吸顺畅。

◎ 侧躺式

这个姿势利于宝宝模仿母乳亲喂的姿势，同时降低了重力对奶瓶流速的影响，有利于宝宝自主控制流速，更快地学会瓶喂技巧，减少呛奶。

妈妈在椅子或者沙发上坐好，可以踩个脚凳让双膝抬高。在腿上放一个靠垫，将宝宝侧身放在上面。宝宝双手贴紧身体，髋关节屈曲。如果妈妈感觉控制不好宝宝的体位，可以考虑先用裹巾包好宝宝再开始喂奶。妈妈的非惯用手支撑住宝宝的头和脖颈，手掌张开，手指放在宝宝耳朵以下，让宝宝的头保持抬起，并且可以自由活动。手臂支撑住宝宝的背部。惯用手握住奶瓶，引导宝宝含入奶嘴。在喂奶过程中，奶瓶保持水平位。

◎ 坐姿

这个姿势适合体重增长很好，但头控相对较弱的宝宝，有反流问题的宝宝则不适合。有轻微厌奶（奶瓶喂养）的宝宝也可以尝试。

宝宝背对着妈妈坐在妈妈腿上，身体充分依靠着妈妈，双腿蜷曲。妈妈后背用靠垫支撑，身体略微倾斜向后靠。非惯用手搂住宝宝身体，确保稳定。惯用手握住奶瓶。喂奶过程中，奶瓶从水平位开始，随着瓶中奶量减少逐渐缓慢抬高，确保宝宝吞咽节奏平稳、呼吸顺畅。

◎ 奶瓶喂养的特征

● 宝宝不需要张大嘴，只需要浅浅地含入奶嘴的前端就能喝到奶。为了固定好奶嘴，宝宝的嘴唇需要略用力收紧。

● 受重力作用，几乎不需要宝宝用力吸，奶就会自然流出。

● 宝宝用嘴唇和牙龈配合用力，形成负压，吸吮时就能吃到更多奶了。

● 宝宝不需要用舌头以波浪式挤压奶嘴。如果奶嘴流速过快，为了避免呛到自己，宝宝会用舌头的前端向前向上去顶奶嘴，这时候最常见的情况是大量的奶顺着宝宝的嘴角溢出，因为此时宝宝的舌头是向前用力的。

● 宝宝用奶瓶吃奶往往是被动的吞咽和吸吮，容易因为流速过快而导致呼吸节奏混乱，并出现胀气和呛奶。

◎ 奶瓶喂养的护理技巧

要在安静且光线柔和的房间喂奶。早产宝宝对外界环境的刺激较为敏感，强光和噪声会增加宝宝的压力。矫正月龄3个月以上的宝宝容易受环境干扰而分心。

通常来说，奶瓶喂养的时间间隔是2～4小时，并逐渐形成昼夜规律。但有的宝宝醒来就要立刻吃到奶，否则就会因为饥饿而啼哭。家长需要仔细记录每次喂奶的时间和奶量，确保全天摄入充足且没有过度喂养。

早产宝宝呼吸调节能力偏弱，体力也较弱，要注意控制单次的瓶喂时间在半小时内，避免宝宝过度疲劳。

早产宝宝吃奶会出现多次停顿，每次停顿的时间长短不一。要控制奶的流速，以免吞咽不及造成呛奶。当宝宝长时间停顿时，如果观察到他嘴里含着奶，妈妈可轻柔刺激他，鼓励宝宝完全咽下去。

喂养前后进行口腔刺激。家长可以用手指轻柔按摩宝宝的脸颊、嘴唇、牙龈和舌头前部，增强宝宝的口腔运动协调性。奶瓶喂养之前进行按摩有助于增加含接能力，之后进行按摩有助于舒缓喂养带来的压力与肌肉不适。在按摩操作时要注意观察宝宝的表情，如果宝宝表现出抗拒，就停止。

喂养过程中给予口腔支持。针对吸吮力弱、脸颊脂肪垫薄的宝宝，在引导他含住奶嘴后，家长使用惯用手的虎口托住奶瓶前端的同时，将拇指和食指放在宝宝两侧脸颊上，轻柔地向前、向内用力；中指支撑在宝宝的下颌，微微上提。这样做可以增强宝宝含接的稳定性，增加口腔内压力，提升吃奶效率（减少停顿）。

在奶瓶喂养前，需要先把宝宝稳定地放置在家长的怀里，双臂放在身前或者紧贴身侧，髋关节屈曲，双腿自然弯曲贴近身体躯干。确保喂养全程宝宝的身体均保持稳定。如果家长觉得很难做到，可以先用裹巾把宝宝包裹起来。用非惯用手从后方支撑宝宝的头和脖子，确保在喂养过程中宝宝的头平直微后仰，气道畅通，避免低头吃奶。

◎ 让宝宝含入奶嘴的技巧

奶瓶喂养时切忌硬塞。先用奶嘴上下摩擦宝宝的嘴唇，引导宝宝张开嘴，再将奶嘴沿上腭伸入，当宝宝闭嘴含紧并开始吸吮后，逐渐抬高奶瓶。

◎ 有节奏的喂养技巧

在奶瓶喂养的过程中，要时刻关注宝宝吸吮—吞咽—呼吸的节奏。如果感觉宝宝吞咽急促、有憋气的感觉，立刻将奶瓶放低（不需要拔出），让宝宝调匀呼吸。如果宝宝又开始吸吮，就把奶瓶逐渐抬高。如果宝宝出现拒绝的信号，就停止喂养。

▌早产儿喂养中可能出现的问题与解决方案

呛奶与窒息

由于早产宝宝吸吮—吞咽—呼吸协调能力相对较弱，极易出现呛奶。在亲喂或奶瓶喂养时，一旦奶的流速过快，宝宝吞咽不及很容易出现无声的呛奶。那么，如何避免呛奶问题呢？

●亲喂。避免喂奶时乳房过度涨奶。如果是喷乳反射（奶阵）比较强的妈妈，选择后躺式或侧躺式哺乳姿势。也可以在喷乳反射较强时，用食指和中指做出剪刀状压在乳晕周围，减缓乳汁流速。

●奶瓶喂养。首先，奶嘴的选择要符合宝宝的需求，避免选择出孔过大的奶嘴。其次，要注意使用"有节奏的喂养技巧"，根据宝宝吸吮—吞咽—呼吸节奏来调整奶瓶抬起的高度。

那么，宝宝呛奶了怎么办呢？

如果观察到宝宝突然屏住呼吸、脸色苍白或者蓝紫、奶从嘴角快速溢出或者从鼻子喷出，要赶紧把乳房或奶瓶取出，让宝宝俯卧，头比身体低一些，用一只手从宝宝身体下方支撑住头和脖子，另一只手轻轻拍背，直到宝宝恢复气道畅通。建议家长参加专业培训学习海姆立克急救法。

拍嗝与排气

对于早产宝宝来说，无论亲喂或瓶喂，都容易因为吞咽节奏急促而吞入过多空气，导致胀气或反流，造成呛奶、溢奶，带给宝宝不舒服的体验，进而引起喂养困难。使用正确手法拍嗝能帮宝宝拍出吞入的空气，缓解不适、降低风险。拍嗝的方法见本书相关内容。

妈妈或者爸爸也可以在喂奶后跟宝宝做肌肤接触，让宝宝趴在妈妈或者爸爸的怀里。对于刚刚出院返家的宝宝，推荐每天与家人肌肤接触至少3小时。

乳头混淆

母乳亲喂和奶瓶喂养有很多不同之处，所以有些宝宝会出现乳头混淆，完全不接受瓶喂，只能亲喂，或者学会使用奶瓶后拒绝亲喂。宝宝在两种喂养方式之间切换时，有可能会感觉到其中一种方式他驾驭不了，比如：宝宝习惯了使用奶嘴，亲喂时不张大嘴导致含乳有问题，妈妈会出现乳头疼痛，宝宝还可能吃不饱；宝宝在吸吮的时候嘴唇、下巴和舌头的运动方式不正确，导致不能顺利吃到奶；有的妈妈奶多，宝宝已经熟练掌握了舌头波浪式"搬运"乳汁的技巧，不愿意学习使用奶嘴和掌握新的吸吮吞咽技巧；有的宝宝习惯用奶瓶，而且和妈妈亲密互动少，不喜欢亲喂；妈妈因为某些原因出现奶量下降，宝宝逐渐变得爱用奶瓶……

如何避免乳头混淆？

首先，宝宝和妈妈要建立足够默契的亲密关系。

其次，不少早产宝宝出院后短期内可能还需要部分奶瓶喂养，比如要加母乳强化剂、亲喂效率太低吃不饱等，妈妈要坚持亲喂，让宝宝学习，并保持规律吸奶，确保奶量稳定提升。随着宝宝发育，吃奶的技巧也会越来越好。

最后，奶瓶喂养技巧要正确，这是避免乳头混淆的关键。如果奶瓶喂养的方法错了，宝宝抗拒瓶喂的可能性会更高。

如果宝宝已经发生了乳头混淆，拒绝亲喂，妈妈要根据宝宝的需求保持"恰好"的奶量。如果是因为妈妈奶阵来得慢，宝宝烦躁抗拒，妈妈可以在开始哺乳前先用温水热敷或者按摩来刺激奶阵，确保宝宝含住乳房后能更快吃到奶。在哺乳的过程中，配合用手挤压乳房，确保乳汁持续较快的流速让宝宝更满意。

妈妈要和宝宝建立亲密关系，增加肌肤接触、抱哄和陪伴宝宝的时间，让宝宝放松和信任妈妈。当宝宝有吃奶的意愿了，母乳亲喂成功的概率就会增高。

可以尝试在宝宝有睡意的时候喂奶，但是一定要注意，奶阵不能来得太强烈，否则宝宝吞咽不及，就可能会惊醒。被呛过的宝宝即使快要睡着也会抗拒妈妈的乳房。

对于好奇心比较强、吃奶没有耐心的宝宝，在喂养时，妈妈和宝宝独自待在安静的房间里，家人都不要进来打扰，也不要在房间外面突然发出声音。

尝试亲喂的时候注意引导宝宝的含乳技巧（见本书相关内容），解决习惯瓶喂的宝宝"不会张大嘴"的问题。

如果宝宝已经特别熟悉奶瓶喂养，但是妈妈乳头偏小、短、过于柔软，宝宝在含乳的时候因为找不到熟悉的感觉而抗拒，可以考虑短暂使用乳盾来过渡。不过，妈妈的奶量要足够多，因为戴着乳盾哺乳，乳汁的流速会变缓。

碰到宝宝在含乳前舌头不能主动放低，吸吮时动作更像咀嚼的情况，妈妈可以先让宝宝吸吮手指，帮助他调整到正确的动作，再用乳房哺喂。但这个技巧最好求助专业人士指导。

千万不要因为宝宝烦躁和抗拒而强迫宝宝接受亲喂。多次强迫之后，宝宝可能会出现罢奶，导致摄入不足，影响发育。

如果是宝宝亲喂很好，抗拒瓶喂该怎么办？奶嘴做得再好，也无法真实还原妈妈乳头的形态和质感，宝宝会抗拒是很正常的事情。更何况宝宝使用亲喂的技巧用奶瓶吃奶多多少少会遭遇挫折，最常见的就是吸不出奶和频繁呛奶。所以，家长要先学习掌握正确使用奶瓶喂奶的技巧。

无论是针对哪种混淆，都不要等到宝宝饿了再开始喂奶。学会观察宝宝的饥饿信号，而不总是看表算时间。学会把握时机，这样成功的机会就会增多。

▌早产儿喂养困难

宝宝拒绝吃奶的信号

- 打哈欠；
- 连续打嗝；
- 转头避开；
- 手指呈扇形张开，挡在面前；
- 反呕；
- 咬住奶嘴；
- 窒息；
- 烦躁地哭闹。

上述这些表现出现的时候需要停止喂奶。拒绝吃奶的信号通常会同时出现几种，家长只要注意观察就能发现。

刚回家的宝宝出现喂养困难

有些早产宝宝在住院期间已经顺利开始经口喂养，发育状况也很好，但是回家后出现了喂养困难，导致能量摄入不足再次入院，这是为什么呢？

- 环境改变带来压力。所有新生宝宝在出院回家后都要面临生活环境和护理方式的巨大改变，对于早产儿来说，这些变化所带来的压力更大，而且会直接影响宝宝已有的吃奶规律。另外，宝宝学习掌握吃奶的技巧也需要时间，在熟练之前容易焦虑不安，比如，含着不吸、挺舌推出、呼吸急促、心率下降……如果此时家长强迫宝宝进食，就会出现抗拒。

● 口腔敏感和胃食管反流。长期插管治疗导致宝宝口腔敏感（口腔厌恶），对进入口腔的物体（奶嘴）很排斥。胃食管反流不仅让宝宝感觉痛苦，还可能会让他把进食和痛苦联系在一起，从而抗拒吃奶。

● 喂养技巧不正确。在住院期间，护士具备非常熟练的观察技巧和喂养技巧，可以很顺利地喂完一顿奶。但家长往往不具备这些必需的喂养技巧，按图索骥很难快速掌握关键，比如，难以寻找宝宝的睡眠模式，错过喂奶时间等。

● 奶嘴型号不适合。奶嘴流速过快会导致宝宝呛奶，而流速过慢会导致宝宝吸不出；奶嘴如果太硬了，宝宝可能会吸不动……在宝宝刚刚返家的日子里，奶嘴可能会成为意想不到的挑战。只有选到适合宝宝的奶嘴，才会让宝宝吃奶更顺利。

● 含乳不正确。早产儿嘴小、肌肉力量小或者口腔肌肉协调性较弱，都会导致含乳困难。即使妈妈已经学习了母乳喂养技巧，宝宝也很难在喂奶的全过程中保持正确含乳。哪怕宝宝已经正确含乳，他也很容易疲惫，还没吃几口就累了，导致喂养不足。

● 宝宝吸吮和吞咽能力弱。无论亲喂还是瓶喂，都需要宝宝具备吸吮力和吸吮—吞咽—呼吸协调能力。如果能力不成熟，容易吃奶慢、呛奶，导致宝宝抗拒喂奶。

宝宝不爱吃奶，可以尝试下面几种方法。

● 鸟巢式护理+袋鼠式育儿。沿用住院期间的鸟巢式护理，并且每天不少于3小时的袋鼠抱。这可以帮助宝宝降低压力，增强亲子联结。妈妈越是能够熟练地抱哄宝宝，喂养的难度也会越低。

● 更换适合宝宝的奶瓶奶嘴。多尝试一些奶嘴，找到适合宝宝的，并根据宝宝成长的需求变化及时更换。

● 暂时吸奶或挤奶瓶喂。如果亲喂让妈妈和宝宝都过于疲惫，而且亲喂效率低导致妈妈奶量不增反降，那么妈妈可以选择暂时吸奶瓶喂，先让宝宝实现完全母乳瓶喂，再逐步引导宝宝回归亲喂。

● 少食多餐，避免疲劳。在喂养技巧熟练之前，不要急于每一顿强迫宝宝进食到计划的奶量。可以选择少食多餐的方式，让宝宝能够得到更多的休息，以及更多的学习机会。

● 掌握正确的喂养技巧。无论亲喂还是瓶喂，家长具备正确的喂养技巧是最关键的。学会观察宝宝饥饿信号、观察吸吮—吞咽—呼吸节奏、观察拒绝信号，掌握多个喂养姿势，以应对不同的情况。随着家长与宝宝的配合变得默契，喂养就会变得更顺利。

宝宝突然开始"厌奶"

早产宝宝在矫正月龄3～4个月，无论亲喂还是瓶喂，都有可能出现突然排斥吃奶的情况。这其中比较常见的原因包括以下几点。

● 本能反射消失。与吃奶有关的寻乳反射、吸吮吞咽反射在这个阶段会消失，意味着宝宝要从"凭本能吃奶"过渡到"凭技术吃奶"。每个宝宝都会经历或长或短的过渡期，如果适应得快，几天后就能再次恢复良好的吃奶规律。如果在此阶段妈妈和宝宝的配合不默契，喂奶技巧不当或者强迫喂奶的行为，那么就有可能出现比较明显的厌奶行为，甚至导致宝宝很长时间都抗拒吃奶。

● 条件反射增强。宝宝在每天的吃奶过程中不断形成进食与结果的联想，如果每次进食的感受好，宝宝就可以逐渐学会引导进食节奏，放松、主动地控制吃奶；如果每次进食的感受不好，宝宝总是把不愉快、不舒服、被强迫与吃奶联系在一起，那么自然就会出现抗拒。

● 没有学会适宜的吃奶技巧。无论亲喂还是瓶喂都需要宝宝掌握对应的吃奶技巧，这是复杂的肌肉协调运动，如果掌握不好就会影响吃奶的效果。对此，有些宝宝表现得像乳头混淆，有些就形成了厌奶。

● 排斥行为被强化。如果家长没有注意观察孩子渴望吃奶和有压力抗拒的信号，仅凭借个人经验或者主观愿望强迫孩子接受，就会给宝宝造成更大的压力，使他更难学习和适应技巧要求。从吃奶会呛奶到看见奶瓶或者妈妈的乳房就会恶心、推搡、哭闹，宝宝的抗拒越来越明显。

宝宝"厌奶"可以尝试用以下几种方法来应对。

● 家长学习观察信号与回应。家长要熟悉宝宝的饥饿信号和拒绝信号，尽量及时给予回应，而不是等宝宝发出强烈的信号时还在错误处理。越早回应，越有助于缓和宝宝的压力，增强配合的意愿。

● 增强亲子信任，降低宝宝情绪压力。增加肌肤接触、抚触等让宝宝放松愉悦的互动，不在哭闹时喂奶，少食多餐，不强迫。一旦宝宝学会了吃奶的技巧，和家长配合默契，吃奶量便会在很短的时间里恢复正常。宝宝并不是不知道自己饿，也不是不怕饿，当有压力的时候，他宁可饿着也要拒绝让他害怕的进食方式。越大的宝宝，抗拒能力越强。

● 掌握正确的喂养技巧。使用让宝宝更放松的喂养方式，比如，喷乳反射过于强烈的妈妈把摇篮式哺乳换成后躺式，搂抱着瓶喂容易呛奶的宝宝改为侧躺式瓶喂等，并注意使用"有节奏的喂奶技巧"。

● 口腔功能训练。对于吸吮和吞咽协调不太好的宝宝，可以通过口腔按摩、吸吮手指、用安抚奶嘴等方式，先在没有吞咽风险的情况下逐步掌握吸吮的技巧，再给予少量的奶，进一步巩固吸吮—吞咽—呼吸协调。一旦宝宝掌握了正确的方法，就不会再排斥吃奶。口腔训练最好咨询专业人士后再进行。

◆ 早产儿营养添加剂的选择

▌钙和维生素 D

钙

大部分早产儿和全部足月儿都不需要直接补充钙剂，而需要补维生素D。

部分小胎龄早产儿在生长初期需要适量补充钙剂。怎么补、补到什么时候，需要根据喂养方式、生长情况决定，不能一概而论，所以一定要听从医生的建议，不要自己做主。

维生素 D

包括早产儿在内的所有新生儿都需要补充维生素D，因为维生素D最主要的作用就是促进钙的吸收。如果身体内维生素D含量不足，那么补充再多的钙也不能被吸收。

所以，宝宝虽然从奶中可以摄入足够的钙，但维生素D很有可能会缺乏，尤其是母乳喂养的宝宝。一方面，母乳中的维生素D含量很少；另一方面，新生儿，尤其早产宝宝，喂养初期大多待在室内，很少有机会接触到阳光，所以没法通过自然方式合成足量的维生素D。

维生素 D 补充剂量的计算

不同年龄、不同喂养方式下维生素D的补充方式不同。

早产宝宝在出生后3个月内，维生素D的用量是800～1000IU/天。3个月后，维生素D的用量会改为400～500IU/天，直到2岁。

维生素D在母乳中的含量可以忽略不计，但是配方奶和母乳强化剂中往往包含维生素D。所以，家长在给宝宝补充维生素D的时候，不同喂养方式的添加剂量不同。

纯母乳喂养的早产宝宝，如果医生没有特别指导，按照矫正月龄3个月内800～1000IU/天添加，矫正月龄3个月后改为400IU/天。

需要注意的是，这里面IU是国际单位，1IU=0.025微克。也就是说，纯母乳喂养的宝宝，矫正月龄3个月前维生素D补充量一般为20～25微克/天，3个月后改为10微克/天。

纯配方奶粉喂养、混合喂养和添加母乳强化剂的宝宝在补充维生素D时，需要减去宝宝每天配方奶粉和强化剂里面的维生素D含量。

以某婴儿配方奶粉为例，配方奶粉中维生素D的含量为1.2微克/100毫升，如果宝宝每天喝奶500毫升，那么通过配方奶粉获得的维生素D为1.2×5=6微克，也就是6×40=240IU，那么还需要补充维生素D14～19微克，即560～760IU。

每一种婴儿配方奶粉所含维生素D的量都不相同，早产配方奶比普通婴儿配方奶中维生素D要多些。家长购买配方奶粉时需要注意其成分含量，维生素D含量不足时要及时补充。

补充维生素D的注意事项

理论上充足的阳光确实可以合成维生素D，但是宝宝皮肤娇嫩，不能直接晒太阳，很难通过日晒合成足量维生素D。

另外要说明的是，隔着玻璃晒太阳不能合成维生素D。家长如果想在家里给宝宝晒太阳，不要隔着玻璃。

维生素D缺乏容易影响宝宝的生长发育，甚至导致佝偻病。但维生素

D摄入过多，也会中毒。不过，偶尔一次喂过量，家长也不要过于担心，只需要暂停服用维生素D，并咨询医生什么时候重新服用。

▍其他营养元素

维生素 A

早产宝宝对维生素A的需求往往高于普通新生儿，因此无论母乳喂养还是配方奶喂养，建议早产宝宝服用维生素A和维生素D的混合剂。

铁

早产儿出生2~4周以后，需要按照2毫克/千克体重·天补充铁元素，直到矫正1周岁。也就是说，如果宝宝出院体重2000克，那么每天需要补充4毫克铁。随着体重增加，铁的补充量也在增加。添加辅食后，如果饮食多样化，能够从食物中得到足够的铁，而且检查血常规也正常，就可以不用额外补充铁剂了。

为了促进铁的吸收，一般推荐铁剂和维生素C同时服用。

益生菌

如果宝宝消化不太好，比如大便次数比正常多或者好多天都没有大便，可以用益生菌进行调整。一般情况下，宝宝吃得好、大便正常，不需要常规补充益生菌。

DHA

DHA是在妈妈怀孕后期，通过胎盘输送到胎儿体内的。早产宝宝因为出生早，DHA相对不足。但早产儿妈妈的乳汁中的DHA含量是高于足月儿妈妈的。早产儿奶粉中也含有DHA。

目前要不要给早产儿补DHA，国际上还没有共识。欧洲早产儿喂养指南建议补充DHA到矫正月龄40周（预产期）。之后宝宝的DHA合成能力已经足够强，就不需要额外补充了。

母乳喂养的妈妈注意饮食均衡，多吃深海鱼类，那么乳汁中就有足够的DHA了。

微量元素

正常喂养的早产宝宝，无论吃母乳还是奶粉，除了维生素A、维生素D和铁，一般都不需要额外补充其他营养素。少数宝宝需要补充钙和DHA。而益生菌在消化不好的时候可以适当使用。

早产宝宝无论添加什么营养剂都需要在医生的指导下使用，家长不要自己随便加、不加或者加减量，否则不利于宝宝的生长和发育。

◆ 辅食添加

▌早产宝宝添加辅食的时间

辅食添加的时间应该同时参考以下几个方面：

- 孩子能够扶坐或抱着可以直起腰来；
- 孩子看大人吃东西有馋的样子，如流口水、伸手抓；
- 用小勺给孩子喂一点水，没有用舌头顶出来，即接受用勺喂；
- 每天纯母乳喂养6～8次仍有饿的表现，人工喂养每天奶量达到800～1000毫升；

- 体重已经达到预产期时的2倍，也就是矫正月龄0天时的2倍；
- 不早于矫正月龄4个月，不晚于矫正月龄6个月。

以上条件中满足绝大部分就可以考虑添加辅食了。

有些孩子在矫正月龄四五个月时开始表现出不爱吃奶、看大人吃饭等，这时就可以尝试添加辅食了。

▌添加辅食的原则

"辅食"这个词，本身就会带来一定的误解，有的妈妈认为添加的这些食物都是"辅助"的，一点点就可以了。

实际上，辅食完整的表述是：人类婴儿从完全吃奶过渡到以奶为主，以其他食物为辅助；再过渡到以其他食物为主，以奶为辅助；最终完全转化为普通家庭饮食的过程。

辅食并不是只加一点点，永远是"配角"，而是从一点点开始，逐渐能够取代一顿奶、两顿奶、三顿奶……一直到奶只变成加餐或一顿饭的一部分，就像成人一样。

从添加辅食那天开始，宝宝就进入从吃奶向吃饭转变的重要阶段。添加辅食之所以关键，就是因为如果基础打不好，孩子可能会挑食、偏食、不好好吃饭，这种影响是长达一生的。

添加辅食要遵循从少到多、从稀到稠、从细到粗、从一种到多种的原则，并以循序渐进的方式进行。每次只添加一种新的食物，适应2～3天观察宝宝的反应如何，如果没有呕吐、腹泻、皮疹等情况，再添加其他新的食物。逐渐增加食物种类，达到饮食多样化。

随着婴儿口腔和胃肠道的发育，辅食性状也要逐渐从泥糊状过渡到半固体、固体食物，锻炼宝宝的咀嚼功能。有些父母观察到孩子吃辅食会干呕或给一点带颗粒的食物就吐出来，十分担心孩子会呛咳窒息，就始终都给孩子吃奶或只给泥糊状食物，这是不利于孩子发展的。

添加辅食的次数：矫正月龄6～8个月每天1～2次，矫正月龄9～12个月每天2～3次，1岁以上正常3顿饭、2次加餐。

以下辅食和奶的比例仅供参考，具体还是要根据孩子的需求来添加辅食。

● 矫正月龄7～9个月，辅食提供的能量应当占到33%左右，剩下的67%由奶提供，每日总奶量在700～500毫升。

● 矫正月龄10～12个月，辅食应该提供50%～40%的能量，奶量退居50%～60%，大约每日总奶量在600～400毫升。

● 矫正年龄1周岁以上，每天总奶量在500毫升以下，60%以上的能量来自辅食。

▌添加辅食顺序

目前医学界普遍认同婴儿最早添加的辅食为强化铁的米粉。

注意，重要的不是米粉，而是"强化铁"。

矫正月龄4～6个月，宝宝从奶里得到的铁元素不够，容易出现贫血，所以要强化铁。

既然辅食要取代一部分奶，那么如果辅食铁含量比奶还低，当然不利于孩子的生长。所以，很多妈妈觉得自己制作米粉、杂粮粉比外面买的好，这是不对的，因为自制米粉缺少铁元素。

添加辅食的种类，从一开始强化铁的米粉，逐渐增加蔬菜泥和水果泥，然后是肉泥、肝泥和蛋黄。有的老人带孩子总怕宝宝"上火"，只吃素不吃荤，或者一周才吃1～2次肉类食物。其实，瘦肉、动物肝脏和血都含有丰富的蛋白质、铁和其他微量营养素，而且吸收率高，这是其他食物所缺少的。早产宝宝尤其需要从食物中获得均衡的必需营养素，比吃那些额外的营养补充剂强多了。

大人可以吃的天然食材，除了刺激性极强的之外，日常品种都可以添加，并且应该争取早点给孩子添加。婴儿从添加辅食开始到1周岁左右，就应该尝试日常的各种食物了。

有些宝宝比较"保守"，不太愿意接受新口味，在刚开始添加辅食的过程中会有抗拒的表现。家长千万不要着急，一定要有足够的耐心去让宝宝尝试。有时一种食物需要尝试一周的时间才能让宝宝接受，我们可以一点一点慢慢来。

养成好的饮食习惯需要时间，而添加辅食的阶段是关键时期。

▌辅食怎么加要看最终目的

添加辅食的最终目的是让孩子能像大人一样吃丰富的、各种各样的、营养均衡的食物。

如果你不想养出一个挑食的或者脾胃很弱、吃什么都不消化的宝宝，那就在辅食阶段尽量多吃各种食物。

"杂"，即食物多样化，才是目标。

很多早产宝宝的家长对辅食有诸多顾虑："我的孩子消化能力一直很弱，如果给他很多食物，甚至肉和鱼虾，会不会受不了？"

除非有明确诊断或者直系亲属明确对某种食物过敏，否则每种食物都应该小剂量尝试，给孩子自由成长的空间。

另外，人类对口味的接受度，比如苦、酸、涩的食物，以及口感不好的食物，都取决于辅食阶段的尝试。这个时候偷懒，只给甜软的食物，那孩子长大了很有可能会挑食。

　　有专家开玩笑地说，辅食阶段就应该挑最难吃的东西先给孩子吃，让你的孩子以为："啊，原来人类的食物都是这个水平，只能吃了。"

　　这些难吃的东西往往有着很珍贵的营养素，是奶油蛋糕等食物比不了的，孩子应该从小适应各种口味的天然食物。

　　辅食最重要的作用是取代奶，所以要比奶更有营养，肉、蛋、蔬菜、坚果、水果等一样都不能缺少。简单来说，怎么给一个成人搭配每天的饮食，就怎么给一个添加辅食的孩子搭配。

▌辅食添加的禁忌

辅食的原则是杂、尽可能丰富，但是辅食也有禁忌。

第一，不要额外添加盐。

在矫正月龄1周岁之内的孩子都不要额外添加盐，否则会对肝肾代谢造成压力，更容易掩盖食物的天然味道，对孩子的饮食习惯发展很不利。

市售所谓无盐儿童酱油，以及其他所有标称健康的儿童调味品，都可能含有隐形盐。食物有天然的味道，最好让孩子品尝这些天然的味道。

第二，不要额外添加糖。

所有人都可能糖上瘾，所以尽量避免额外添加糖让孩子对甜味过早依赖是很重要的。另外，吃水果尽量不要榨成果汁，因为完整的水果有丰富的纤维素，而果汁容易甜度超标。

第三，酒精、咖啡等刺激性食物不要让孩子接触。

第四，不要对禁忌过度敏感。

如果你带孩子外出时，只能给孩子吃市售的婴儿食品，甚至蛋糕，只要控制好量，偶尔为之也是可以的。

常见问题

Q | 容易过敏的食物要推后尝试吗？

A | 不需要。多年以来，辅食添加都有一种很流行的观点：容易过敏的食物要避免或者要后加，比如鸡蛋、花生、海鲜，以及一些热带水果……

让婴儿吃辅食，就是让他逐渐接受和适应将来可能会接触到的各种各样的食物。所以，任何成人能吃的天然食物，婴儿都可以尝试，并且没有先后顺序。

过敏是人体对某种食物内的特异成分有特殊反应。一个人对什么物质过敏，并不会因为晚添加几个月，一个本来对某种食物过敏的孩子就不过敏了。

孩子吃了某种东西拉肚子、起疹子、不消化，很可能是不耐受，而不是过敏。不耐受是暂时的，孩子长大点或者吃得少点，可能就耐受了。

除非你希望孩子一辈子都不吃某一类食物，否则就应该在添加辅食期间尽量给孩子尝试。但要注意，一次只添加一种新食材，从少量开始，3天连续增量，没有异常再尝试另外一种。

Q | 孩子不爱吃辅食以及添加辅食后出现便秘、不耐受等问题怎么办？

A | 突然添加了陌生的食物，有些宝宝短暂不适应、反复排斥是很正

常的。

　　首先，参考辅食添加的几大标准，确定是不是过早添加了辅食。如果不是，宝宝完全不吃或一吃就吐出来，那可能是吃到陌生食物的正常反应，多试几次，多调几种浓度和味道，甚至换个勺子，都可能得到改善。不要因为宝宝吐了几次就放弃辅食，要想更多的办法去尝试。

　　其次，宝宝挑食、排斥某些食物，可以考虑同他喜欢的味道掺在一起喂，比如宝宝特别喜欢香蕉，可以在不喜欢的食物里加点香蕉。

　　不喜欢的味道更要反复尝试，因为辅食阶段是为口味打下基础的关键。

　　最后，长期不愿意吃辅食的宝宝，大多数情况都是因为辅食种类单一，天天烂粥烂面条，换作成人能连续吃几顿呢？

　　辅食是固体食物，增加辅食以后，宝宝出现一段时间的便秘或者大便性状的改变，是很正常的。

　　添加辅食以后要注意宝宝是不是缺水，可以补充水分，也可以在辅食中添加适量的油脂。

　　还有一些孩子的粪便中有食物残渣，但人类的粪便中含有未完全消化的食物残渣是再正常不过的事，婴儿尤其容易这样。这不代表孩子不消化这种食物，随着消化能力增强，会有所改变。

　　吃了某种食物以后，出疹子、皮肤红、腹泻等，未必是过敏，而可能是不耐受。隔一段时间后降低浓度再尝试，或者长大点再尝试，可能就不存在不耐受的问题了。

Q | 米粉、辅食机怎么选？

A | 米粉最多买一个月的量，大米、小米、杂粮等制成的米粉都可以。但添加辅食的时候要买强化铁的米粉。米粉不是奶粉，不用固定品牌。

另外，如果辅食种类足够丰富，那孩子铁的摄入就不依赖米粉了，所以米粉可能只吃一两个月就结束了。

辅食都是从泥糊状向完整的块状过渡的，米粉一类的糊糊不能吃很久，否则不利于孩子咀嚼能力的发展。

辅食机最大的功能就是把所有的东西都打成烂泥，所以最多用2个月，家长可视经济能力购买。

辅食添加需要的是正确的理念和足够的耐心，家长不必苛求品牌和设备。

CHAPTER 5

生长发育

◆ 体格发展

▌体重

宝宝体重增长规律

一般来说，矫正月龄前3个月的早产宝宝体重增长最快，后面会放缓。矫正月龄前3个月体重增长一般达800～1000克/月；矫正月龄3～6个月时体重增长放缓，一般600～800克/月；矫正月龄6个月以后体重增长更慢。

但这个数值不是绝对的，具体要根据生长曲线来判断宝宝体重增长是不是正常。此外，家长一定要记得衡量宝宝身长、体重、头围是否达标时要使用矫正月龄。

体重称量

用婴儿秤给宝宝称体重，准确度比较高。

给矫正月龄6个月以前的宝宝称体重时，最好在同一时间段，减少干扰因素。比如，在早上八九点，吃奶之前、换好尿布之后，不穿衣服或穿重量差不多的衣服称量。

如果家长只是想了解宝宝的体重是不是增长了，也可以在同一时间段用普通的体重秤称量。称量时先抱着宝宝称重，再称大人的重量，两个数相减就是宝宝的重量。宝宝最好也空腹、换好尿布，穿同样的衣服。这种方法误差会大一些，但用来了解体重是不是增加也足够了。

宝宝体重不需要每天称，一般一周一次就可以。但如果家长比较关心宝宝体重增长情况，每天称也可以。

▌身长

宝宝身长增长规律

矫正月龄前6个月，宝宝身长长得最快，平均每个月长3～6厘米。随着月龄的增长，宝宝身长增长逐渐放缓，平均每个月长1～2厘米。

身长增长同样需要参考矫正月龄的数值。

身长测量

卧位测量叫身长，立位测量叫身高。宝宝在3岁以内都是卧位测量，比较准确。

早产儿出院后早期一般每月至少去医院复查一次，可以在医院里测量身长。

身长是没有必要天天量的，每个月量一次就够了。因为身长增长有限，每天测量很难感受到变化。

如果在家里给孩子测量身长，要准备一把尺子，由两个人配合进行。

❶ 脱去宝宝的帽子、袜子和厚衣服。

❷ 一个人将宝宝仰卧放平，头或者脚抵在平面上，比如墙面或者床头，然后将膝关节伸直。

❸ 另一个人用尺子量宝宝头到脚后跟的距离，得出宝宝身长。

▎头围

宝宝头围增长规律

宝宝头围在矫正月龄前3个月增长最快，一共可以长6厘米左右，其中第一个月可以长2.5~3厘米，后面速度放缓，第一年共增长12厘米左右。

和身长、体重一样，头围的增长同样需要参考矫正月龄的数值。头围增长过快提示可能有脑积水，而头围过小则可能表示脑部发育不良。

测量头围

宝宝头围也不需要天天测量，可以每个月复查的时候测量一次。

如果家长想在家里测量，准备一把软尺就可以了（图5-1）。

❶ 先找到宝宝眉毛的最高点——眉弓。

❷ 再找到宝宝后脑勺的最高点——枕骨结节。

❸ 拿软尺围着眉弓和枕骨结节绕一圈，读出读数就是头围。注意软尺要绕过两条眉毛的眉弓，不要弯曲。

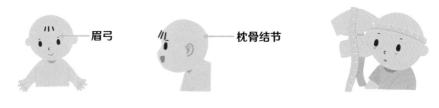

图 5-1

▎生长曲线

生长曲线是通过采集许多健康生长的婴幼儿的生长发育数据，描绘出来的曲线（图5-2）。

扫一扫，看视频

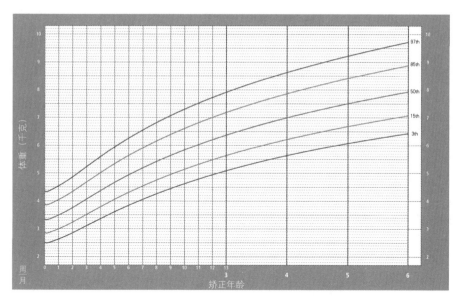

图5-2　0～6个月体重生长曲线图（男孩）

生长曲线由许多条连续的曲线组成。最下面一条曲线是第3百分位，表示有3%的婴幼儿低于这个水平，可能存在生长发育迟缓；最上面一条是第97百分位，表示97%的婴幼儿都低于这个水平，高于这个水平可能存在生长过速。这两种情况都应该引起家长重视。

中间一条是50%，就是中位数。位于3%～97%的数值都属于正常范围，但对于早产儿来说位于10%～90%之间是比较合适的。

生长曲线的作用

生长曲线体现的是宝宝连续生长的过程，和单一的数值相比，更能体现宝宝生长发育是否正常。

比如，宝宝出生时3500克，前3个月每月体重增长1000克，满3个月时体重为6500克。另一个宝宝出生时2500克，前3个月每月体重增长1000克，满3个月时体重为5500克。

单看这两个宝宝，体重差别比较大，家长可能会有疑惑，会不会哪个宝宝有问题呢?

但如果画出这两个宝宝的生长曲线,就会知道实际上他们都是健康的宝宝。

早产儿或足月小样儿的家长学会看生长曲线非常重要。2018年,掌欣通过调研发现,家长的情绪和宝宝体重的高低有关。通常情况下,宝宝体重越低,家长越容易焦虑和担忧。

一般来说,早产儿和足月小样儿出生时身长、体重比足月儿要低,部分宝宝在前几个月会出现追赶性生长,但也有一部分宝宝的生长节奏比较平缓。

所以,对于宝宝的生长,我们更要关注的是宝宝生长曲线的动态变化。正常情况下,宝宝的生长轨迹应当是沿着标准生长曲线。适于胎龄儿理想的状态是维持在出生时的百分位,并与标准曲线基本平行。追赶性生长阶段会超越标准生长曲线,如体重和身长从第10百分位跨越到第50百分位。如果一段时间内宝宝的生长与标准曲线比较发生向下偏离的状况,比如从第25百分位下降至第10百分位,甚至第10百分位以下,我们就应该寻找原因。在随访时详细叙述宝宝的具体情况,请医生帮助判断是宝宝营养摄入不足,还是疾病的影响。

使用生长曲线观测宝宝生长发育可以让家长做到心中有数,理解宝宝的发育节奏,在宝宝比同龄宝宝体重低但生长曲线正常时不焦躁。在生长曲线异常时,家长也能及时发现问题,避免延误治疗时机。

Fenton 曲线图

早产宝宝在预产期(胎龄40周)之前可以用早产儿专用的生长曲线——Fenton曲线图。

Fenton图上横坐标代表胎龄,纵坐标分为两部分,下半部分是宝宝的体重(千克),上半部分是宝宝的身长和头围(厘米)。

Fenton图可以用到胎龄40周，40周以后改用普通婴儿用的生长曲线图。

世界卫生组织的生长曲线图适用于足月儿，对早产宝宝来说，从40周起，就可以开始使用。

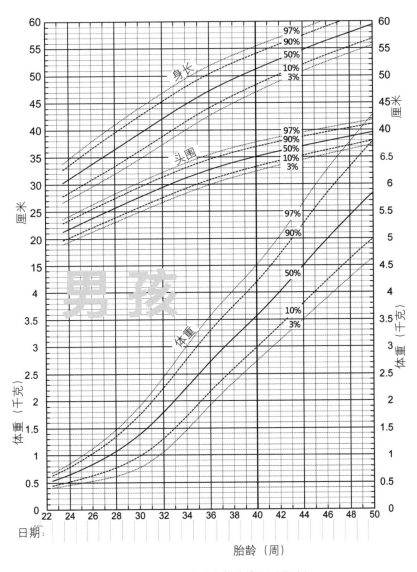

图5-3　Fenton早产儿生长曲线图（男孩）

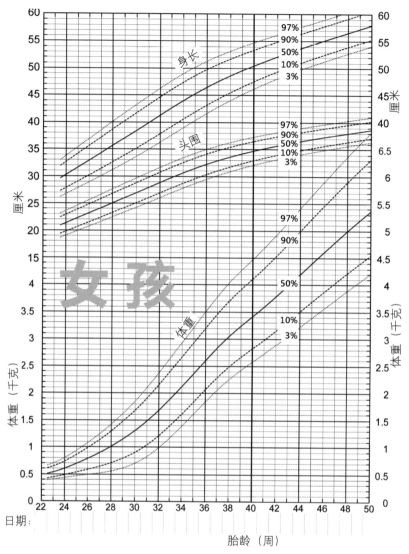

图 5-4　Fenton 早产儿生长曲线图（女孩）

生长曲线的使用方法

　　Fenton图是按照宝宝胎龄来计算的，比如宝宝32周出生，出生2周后开始记录生长情况，那么就在Fenton图上34周（32+2=34周）对应的位置做标记。

世界卫生组织的生长曲线图需要按照矫正月龄计算，比如32周出生的宝宝，出生8周，就是到了预产期，也就是矫正月龄0天，对应生长曲线图上的0点。Fenton图上，此时对应的是40周。所以，宝宝过了预产期之后，用世界卫生组织的生长曲线图一定要用矫正月龄。

世界卫生组织的生长曲线图有性别和适用年龄区分，一般横坐标是宝宝的月龄（年龄），纵坐标是宝宝头围、身长或者体重（图5-5）。

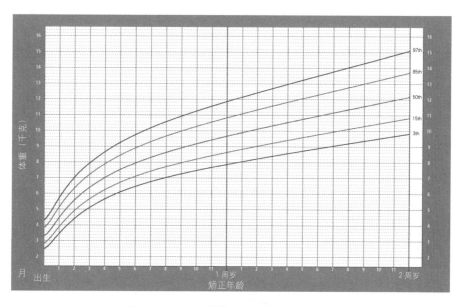

图5-5 0～2周岁体重生长曲线图（男孩）

我们以横坐标是月龄，纵坐标是体重为例。横坐标每一格代表1个月，纵坐标代表宝宝的体重。在横坐标上找到宝宝的矫正月龄，纵坐标上找到宝宝体重的数值，画一个圆点。画过几次圆点后，把圆点连起来，就是宝宝的生长曲线。

在记录宝宝的生长曲线时，家长需要注意以下几点。

● 一两次的数据不能表明宝宝的生长是否正常，需要定期监测。一般建议每月测一次。如果不能按月监测，矫正月龄1岁以前至少每3个月测一次，1～2岁至少3～6个月测一次，3岁及以上至少一年测一次。

● 有的宝宝出生体重比较低，爸爸妈妈心里着急，每天都给宝宝测量体重。体重上升了家长很高兴，体重下降了就着急。这完全没有必要，因为人在不同时段的体重不一样，有起伏很正常，每个月称重一次就可以了。

● 宝宝遇到生病、手术甚至换牙等特殊情况时，生长速度会变慢，甚至体重会降低，这些都是正常现象。在画生长曲线时，不能因为宝宝身体不舒服导致曲线不正常，就认为宝宝生长出问题了，要等宝宝完全康复以后再测量。

生长曲线所反映的内容

除了知道怎么画生长曲线，家长还要学会读懂生长曲线表达的含义。以体重生长曲线为例，在矫正月龄后，以下几种生长曲线都是正常的。

● 宝宝体重一直处于曲线中比较低或者比较高的位置（图5-6）。

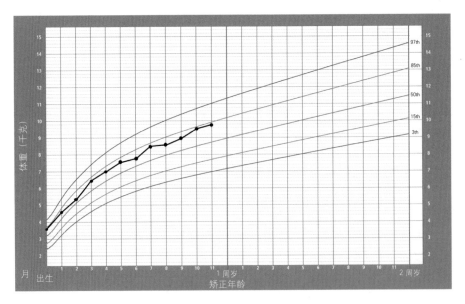

图 5-6　女孩体重生长曲线处于较高位置

● 宝宝体重在一个区间小幅波动（图5-7）。

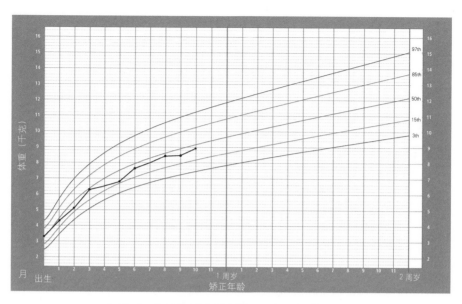

图 5-7　男孩体重生长曲线在一个区间小幅波动

● 宝宝体重平缓上升（图5-8）。

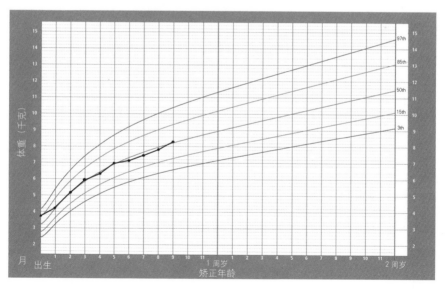

图 5-8　女孩体重生长曲线平缓上升

● 宝宝体重在追赶性生长后平缓下降。这种情况在早产儿和足月小样儿中比较常见，宝宝在完成追赶后，生长速度会慢下来（图5-9）。

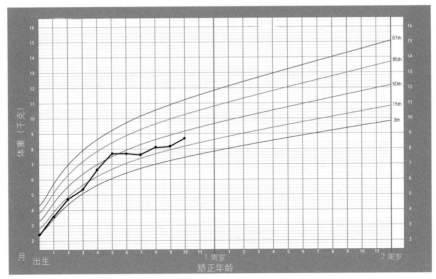

图 5-9　男孩体重生长曲线在追赶性成长后平缓下降

● 宝宝体重平缓增长后出现追赶性生长。这种情况在早产儿和足月小样儿中也比较常见（图5-10）。

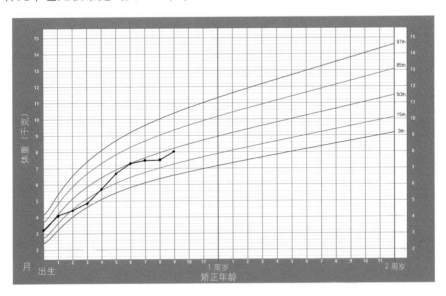

图 5-10　女孩体重生长曲线出现追赶性生长

需要引起家长重视的生长曲线主要有以下两类。

●宝宝生长曲线突破两个区间，呈持续向上的趋势（图5-11）。这种情况代表宝宝在喂养时可能存在营养过剩、运动量不足的问题，如果不引起重视，可能会导致宝宝肥胖，影响身心健康。如果在调整饮食和运动量后，宝宝体重依然没有得到控制，需要及时就医。

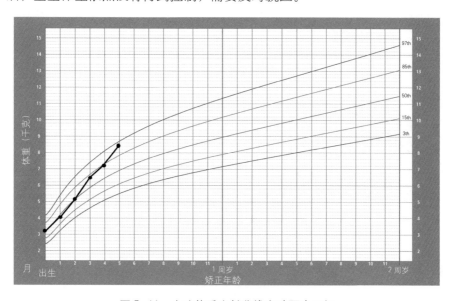

图 5-11　女孩体重生长曲线突破两个区间

●宝宝在没有疾病等情况下，生长曲线突破两个区间持续下降。这时候需要考虑宝宝喂养是否得当，是否存在发育迟缓的问题。

每个宝宝的生长曲线都是独特的，在解读时要注意以下几点。

●宝宝不可能按照标准来生长，所以家长不要以50%标准线作为宝宝生长是不是正常的指标，绝大部分宝宝都不会刚好处于50%生长线上。只要宝宝在10%～90%范围以内，即便出现小幅度波动也是正常的。

●如果宝宝在没有生病等特殊情况下，偏离原来位置超过两个区间，需要引起重视。

• 宝宝生长曲线一直处于3%以下或者97%以上，更需要引起重视（图5-12）。

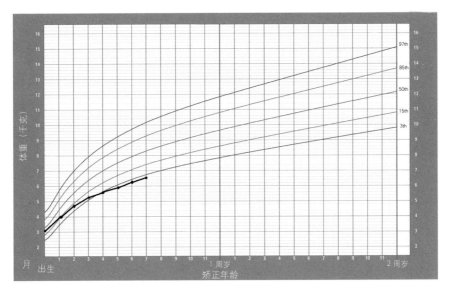

图5-12　男孩体重生长曲线处于3%以下

生长曲线异常

当宝宝生长曲线出现异常时，家长首先要确认宝宝此时是否有特殊情况发生。比如，宝宝2个月内反复住院，那么体重曲线肯定会出现异常下滑；宝宝之前体重很低，在3%左右，后来出现追赶性生长，体重突然迅猛上升也是可能的。这些情况家长都可以再观察一下。

如果宝宝没有特殊情况却出现生长曲线大起大落，就必须尽快就医，听从医生的安排。

◆ 早产儿抚触

▌抚触的意义

抚触可以促进宝宝身心成长，对宝宝体力和智力的发展均有帮助。抚触的好处有：

- 提升食欲；
- 安抚情绪；
- 增强骨骼和肌肉发育；
- 促进动作发展；
- 加强身体抵抗力；
- 加强亲子关系。

刚出院的早产宝宝不建议做抚触，因为宝宝需要时间适应环境的改变。建议等宝宝吃奶和睡眠都规律以后再开始。

抚触可以根据宝宝适应情况，从1~2分钟开始逐渐延长时间。

宝宝情况稳定后，建议家长每天给宝宝做1次抚触，每次5~10分钟。如果抚触能让宝宝愉悦，那可以多做一会儿；如果宝宝表现烦躁甚至哭闹，那么应该立刻停止并安抚宝宝。

▌抚触注意事项

给宝宝做抚触需要注意以下事项：

- 在吃奶前半小时或者吃奶1小时后做抚触；

- 做抚触时，动作要轻柔，不要硬拉硬拽；

- 做抚触时，要注意和宝宝互动，比如和宝宝说话或者给宝宝唱歌；

- 做抚触时，保持轻松愉快的氛围，可以放一些轻快活泼的音乐；

- 抚触不需要全套做完，根据宝宝的耐受情况，能做多少是多少；

- 如果宝宝不喜欢，可以等几天再尝试；

- 如果宝宝接受抚触，可以每天做1次；

- 手部力度由轻到重，以宝宝觉得舒服为准；

- 宝宝身体不舒服的时候可以暂停，等宝宝身体康复了再进行。

▎抚触操作步骤

扫一扫，看视频

准备工作

- 宝宝矫正胎龄36周及以上或出生4~6周以后。

- 室温26℃左右，最好能达28℃，湿度在60%左右。

- 家长洗干净手。

- 婴儿油。

操作步骤（图5-13）

❶ 倒适量婴儿油在手上揉匀，并焐热。

❷ 摘下宝宝的帽子，一只手托住宝宝的脖子，将宝宝身体抬起30~45°。

❸ 四指并拢，从额头往枕骨推4个八拍。

❹ 将宝宝轻轻放下，两手并拢中指和食指，从眉心向两边推4个八拍。

❺ 两手握住宝宝手腕，边摁边往上移动，一直到肩膀，重复4个八拍。

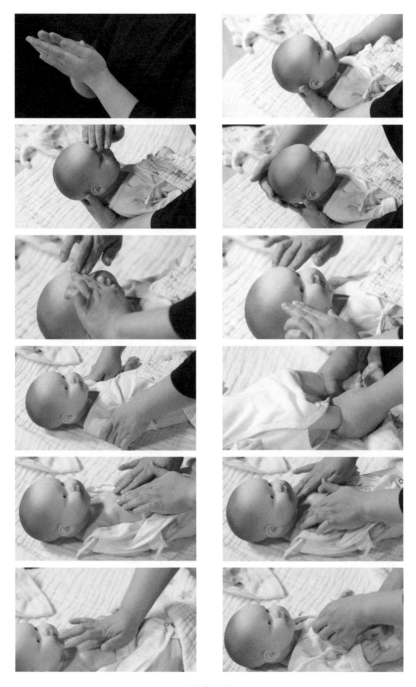

图 5—13

⑥ 两手握住宝宝脚踝，边摁边往上移动，一直到大腿根部，重复4个八拍。

⑦ 将宝宝衣服打开，露出胸部。两只手从胸口中间出发，向两边打圈。一圈四拍，两圈八拍。一共做8圈，即4个八拍。

⑧ 将手掌放到宝宝肚子上，左手手掌揉四拍，换右手手掌揉四拍，共4个八拍。

⑨ 将宝宝衣服整理好，整套早产儿抚触就完成了。

▊宝宝触觉敏感

有的宝宝触觉敏感，无论是洗澡还是做被动操，都表现得特别抗拒。如果遇到这种情况，需要先给宝宝脱敏。比如，平日多抱抱宝宝，增加肢体接触等。

面对触觉敏感的宝宝，做抚触时手法要轻柔，并通过与宝宝交流转移注意力，让宝宝逐渐适应。

每个宝宝的敏感性和适应能力不同，家长一定要有足够的耐心，循序渐进。

◆ 宝宝行为发展

宝宝的发育，除了身长、体重，还有听觉、视觉、语言、社交、大运动和精细动作等。这些发展关系着宝宝未来各项能力的发展，家长在日常养育过程中要足够重视。

宝宝行为的发展同样需要参照矫正月龄。另外，如果宝宝遇到特殊情况，比如生病，行为发展也会滞后，这是正常现象。等宝宝恢复正常后可以完成追赶，家长不要过分焦虑。

需要说明的是，所有参考标准都是以大多数婴幼儿的情况为依据，属于相对标准。宝宝不一定在每个阶段都刚好符合标准，有可能有超前或滞后。如果超前，就可以开始下一阶段的培养；如果滞后，也不能说明一定出了问题，加强练习还是可以追赶上的。

下面几张表分别是0～3岁宝宝大运动、精细动作、语言、认知等发展里程碑。

再次说明，如果对照以下表格发现有异常信号，并不代表宝宝一定有问题，只是提醒家长需要带宝宝看医生确认。每个早产宝宝出生胎龄、体重、生长发育情况、生长环境不同，家长的养育方法也不同，所以无法用一个统一的标准来判断宝宝的情况是否正常。

表 5-1　0～3 岁宝宝大运动发展里程碑

矫正月龄	大运动技能
0～2个月	☆俯卧时可以把头抬离地面或者床面 ☆可以短暂地抬头 ☆仰卧时可以轮流踢腿 ☆手臂会前伸
3～5个月	☆俯卧时可以抬头并抬胸 ☆头部控制提高了 ☆从一侧翻身到另一侧，从俯卧位翻身到仰卧位 ☆手可以过中线（人体左右对称轴） ☆可以拍打物体发出声音

矫正月龄	大运动技能
6～8个月	☆俯卧位时可以伸手够物 ☆俯卧位时可以转圈 ☆俯卧位时可以调整到坐位 ☆可以从仰卧位翻身到俯卧位 ☆可以独坐 ☆可以从坐位转换到俯卧位 ☆可以保持手膝撑住身体，并且前后晃动 ☆可以肚子贴地匍匐前进
9～11个月	☆可以独坐并身体转动 ☆可以随意从坐位切换到爬，从爬切换到坐位 ☆可以手膝爬 ☆可以扶站
12～15个月	☆可以维持高跪的姿势 ☆可以跪姿行走 ☆可以独立站立 ☆可以独立行走，不需要扶（拉）着 ☆可以手膝爬上楼梯、椅子等 ☆走路时，可以学会开始、停止、转弯而不摔倒
16～18个月	☆牵着手或者扶着栏杆可以走上一个台阶 ☆可以手膝爬下楼梯 ☆走路时脚跟先着地，极少摔倒 ☆开始侧走和倒走 ☆可以跑，姿势可能有些僵硬、不协调 ☆在帮助下可以一只脚站立
19～23个月	☆牵着手或者扶着栏杆可以走下一个台阶 ☆可以深蹲状态玩耍，并且毫无困难地站起来 ☆原地跳跃 ☆可以踢一个静止的球 ☆可以从大概30厘米的高度跳下，一只脚先落地 ☆可以单脚站立，并且保持2～3秒

矫正月龄	大运动技能
2～3岁	☆在搀扶下，可以双脚轮流一前一后走平衡木 ☆可以独立站在平衡木上保持平衡 ☆不需要搀扶和扶栏杆，独立走楼梯 ☆熟练地奔跑 ☆可以合并双脚向前跳 ☆可以从头顶抛球 ☆可以爬各种攀爬架、楼梯、滑梯等 ☆在要求下可以踮起脚走路（日常不出现踮脚情况） ☆会骑行类工具

表5-2　0～3岁宝宝精细运动发展里程碑

矫正月龄	精细动作技能
0～2个月	☆手经常握成拳头 ☆触碰宝宝的手心，宝宝的手会握成拳头 ☆给宝宝容易抓握的小玩具，比如拨浪鼓手柄，宝宝可以抓握2～3秒
3～5个月	☆给宝宝抓握玩具，可以握住较长时间 ☆可以将两手抱在一起放在嘴里 ☆能手眼并用，伸手抓住近处的物体
6～8个月	☆双手都能抓握，能把东西从一只手转移到另一只手里 ☆会撕纸 ☆手帕盖在脸上，会伸手拿掉 ☆会用拇指和其他手指配合捏东西 ☆会连续拿东西 ☆会有意识地放下东西

矫正月龄	精细动作技能
9～11个月	☆会拍手 ☆会自己拿奶瓶喝奶 ☆会用手指捏住小的物品 ☆会用手指指东西 ☆能叠2块积木 ☆会把物品放进容器里面 ☆会用手指指出身体部位，比如眼睛、鼻子、嘴巴
12～17个月	☆可以熟练地抓、拿小物件 ☆能叠4～6块积木
18～23个月	☆会把东西从一个容器倒入另一个容器 ☆会用勺子舀东西 ☆能叠6～9块积木 ☆开始涂鸦
2～3岁	☆会穿珠子 ☆会搓、捏、揉、压黏土等软的物体 ☆可以熟练地用两指或者三指捏小物体 ☆能叠9块以上的积木

表5-3　0～3岁宝宝语言发展里程碑

矫正月龄	语言技能
0～2个月	☆会自主发出声音 ☆能发出"ɑ""o"等元音 ☆对宝宝讲话，宝宝注意力集中，偶尔能回应 ☆逗宝宝，宝宝能做出微笑、笑出声或手舞足蹈等反应

矫正月龄	语言技能
3～5个月	☆能笑出声 ☆可以发出"gu""ku""wa"等元音和辅音 ☆能"咿咿呀呀"发出一连串不同的音节 ☆面对大人的逗笑，能自主发出笑声回应 ☆可以用不同的声音表达自己的情绪
6～8个月	☆发出的声音有高低、快慢等变化 ☆对自己的名字有反应 ☆会发出"ba""ma"等音节 ☆对熟悉的人和陌生人有不同的反应 ☆会用身体语言和人交流
9～11个月	☆能听懂简单指令 ☆能做一些礼节性动作，比如"你好""再见" ☆能说几个字，但发音不一定清楚 ☆会叫"爸爸"或者"妈妈" ☆懂得"不"的含义
12～17个月	☆理解"爸爸""妈妈"的含义，能有意识地叫"爸爸"或者"妈妈" ☆能听懂简单指令，初步理解日常生活用语
18～23个月	☆喜欢说叠字 ☆会说两三个词的短句 ☆语言理解能力更强
2～3岁	☆词汇量快速增加 ☆能听懂日常生活用语 ☆可以简单交流 ☆进入语言爆发期

表 5-4 0~3 岁宝宝社交发展里程碑

矫正月龄	社交技能
0~2 个月	☆会追视 ☆能自发微笑 ☆能认识亲人 ☆能用表情表达自己的情绪
3~5 个月	☆可以逗笑 ☆喜欢对人笑 ☆依恋亲近的人 ☆听到声音，会寻找
6~8 个月	☆分得出熟悉的人和陌生人 ☆对陌生环境或者人有害怕的表现 ☆如果自己的依恋对象离开，会有焦虑的表现
9~11 个月	☆能听懂简单指令 ☆能做一些礼节性动作，比如"你好""再见" ☆懂得"不"的含义
12~17 个月	☆依恋自己的看护人 ☆认生，不愿意与陌生人接触和交往
18~23 个月	☆愿意与同伴接触和交往 ☆喜欢模仿
2~3 岁	☆能与更多成人互动交往 ☆喜欢和同伴一起玩耍 ☆能表达自己的情绪和情感 ☆自我意识开始形成 ☆喜欢假想游戏 ☆开始玩过家家

表5-5 0～3岁宝宝发展异常信号

矫正月龄	异常信号
0～3个月	☆对声音没有反应，哪怕声音很大 ☆不会追视，不注意人脸，对移动的物品和人没有反应 ☆矫正月龄满3个月，不会抬头 ☆矫正月龄满3个月，不会逗笑发声
6个月	☆很少发声，不会笑出声 ☆不能扶坐 ☆拳头紧握不会松开 ☆不会用手抓东西
8个月	☆不会独坐 ☆不会双手传递物品 ☆不能区分生人和熟人
12个月	☆对自己的名字没有反应 ☆不会扶站 ☆不会用拇指、食指捏东西
18个月	☆不会有意识地叫自己的爸爸和妈妈 ☆眼神不与人对视 ☆不会独走 ☆不会按要求指人认物
24个月	☆不会按照要求做简单的事情 ☆不会说出三个以上物品的名称 ☆不会扶着栏杆上楼梯或者台阶
30个月	☆不会说2～3个词组成的短语 ☆不会示意大小便 ☆不会跑
36个月	☆不会双脚跳 ☆不会模仿画圆圈 ☆不会说出自己的名字

▌康复

关于康复，早产家庭需要了解这些

每一个遭遇早产的家庭都想过两个严峻的问题：我的孩子能否活下去；我的孩子未来能否像其他孩子一样，从身体到智力上都达到正常标准，能够自由自在地生活。

NICU主要解决了第一个问题——通过抢救治疗达到出院水平的宝宝，就已经闯过了"活下去"的关口。

之后，绝大部分的早产宝宝和低体重宝宝可以通过家庭的密切关注、科学喂养、积极锻炼、按时随访，慢慢追赶达到正常标准。

但有一部分孩子需要经由专业康复科医生的帮助才能更好、更快地达标。

这就是早产儿家长经常提到的"康复"。

"康复"直接看字面的意思是，让人通过有效的方法，重新获得能够适应正常生活的行为和能力。

进一步分析，康复还含有两个重要的层次：

●肢体与认知的发展明显滞后或者存在疾病等不良因素的，才需要"重新获得"；

●一切能够帮助重新获得这些能力的行为和措施，广义上都可以理解为康复，而狭义上的康复主要指医院的专业康复科室执行并指导的日常训练。

◎ 需要康复的宝宝

首先必须强调，无论出生胎龄多大、住院时间多长、经历的困难波折多少、出院后在家的状态如何，早产宝宝必须按时随访。

早产及出生低体重的宝宝在生理发育上比足月儿落后是正常的,但在追赶过程中,进度是不是正常、有没有出现或者突然出现必须医疗干涉的问题,都不是家长能够自行判断的。只有按时随访,才能及时发现孩子生长中的问题。

究竟是暂时落后,但生长发育情况良好,锻炼效果很好,继续发展就行,还是必须到康复科就诊,进行相应的康复训练,都需要由专业的医生来判断。

如果孩子有以下问题,需要就医进行康复训练的可能性较大。

● 先天性疾病,如先天性颅脑发育畸形、先天性脑积水、先天性脊柱裂、先天性肢体畸形、先天性心脏病等。

● 后天性疾病,如各类损伤以及个人或环境因素导致的功能障碍。

● 围产期疾病,如极早产及极低体重儿、新生儿脑病、胆红素脑病等。

● 其他疾病,如儿童骨科疾病、儿童遗传代谢性疾病等。

● 发育障碍,如发育指标(里程碑)延迟、智力发育障碍、发育性协调障碍、全面性发育迟滞、孤独症谱系障碍、多重复杂发育障碍以及言语语言发育障碍、学习技能发育障碍等。

具体到家庭观察和执行时,推荐大家关注以下问题。

● 在分娩、NICU抢救过程中,遭遇过颅内出血、窒息、严重病理性黄疸等影响的婴幼儿,可以选择在正常随访的同时咨询医生,是否需要到康复科进行发育指标的监测,评估是否需要进行干预。

● 矫正月龄4个月还无法竖头、6个月还无法扶髋坐、9个月还无法扶腋站立、12个月还无法扶物站立、18个月还无法独立行走时,建议在正常随访的同时,到康复科进行发育评估,必要时进行早期家庭干预指导。

● 矫正月龄3个月时逗引反应弱或无反应、6个月无法随意地发出咿呀语音、9个月无法发 "ba" "ma" 音和共同注视物体、12个月无法用动作表示需要、18个月还没有出现有意义的词汇发音、24个月还无法说简单句子时，建议在正常随访的同时，到康复科进行发育评估，必要时进行早期家庭干预指导。

关于康复的重点问题

◎ 不是只有脑瘫、自闭、残疾的孩子才需要康复

孩子康复的目的是经过康复训练能够更好地发育，所以并不是只有脑瘫、自闭、残疾的孩子才需要康复。如果从一开始就抵触"康复"这个词，讳疾忌医，那是对孩子最大的不负责任。

◎ 康复训练的主要任务在家庭，父母要积极主动参与

在幼儿阶段，身体和大脑有着很强的恢复能力。康复训练的核心简单地说，就是哪方面弱就加强练哪方面，使之恢复正常。

在康复科进行诊断并进行训练时，康复课一般只有几十分钟而已。但家庭中的训练是每天都可以进行的，所以父母和家庭才是康复训练的主要负责人。康复师给予指导后，一定要在家积极锻炼。

很多宝宝康复的时候会疼、会哭、会激烈地抵抗挣扎，家长一定不要放弃，否则可能带来长达一生的负面影响，使孩子失去完全康复的机会。

◎ 康复训练不需要药物或仪器治疗

国际公认的康复训练，主体就是训练，而药物治疗和仪器治疗几乎都是无效的。

国内有些机构在康复过程中会推荐捆绑"神经节苷脂""鼠神经生长因子"等脑营养针。对于此类药物，强烈建议不打。

除了药物，电疗、针灸、按摩等项目往往费用高昂，还会增加宝宝的痛苦，并且缺乏有力的研究证据支持。

提示大家，尽量选择级别高的公立医院，确定康复科不是外包的，并

收集该医院患者的真实信息等，以判断康复训练的内容是否科学有效。

孩子如果在接受了电疗等仪器治疗后有异常，要及时咨询康复专家或医生。

◎ 早期干预非常重要，通常越早效果越好

早期干预可以说是越早开始越好，这与人类的大脑发育规律密切相关。新生儿脑重约370克，6个月时为700克，约为出生时的2倍，2岁时约为出生时的3倍，为成人脑重的3/4。

大脑一旦发育到成人水平，再生能力就相当低了。而新生儿阶段的各种脑部发育问题，如果干预及时，几乎都能够神奇地自愈。

神经细胞的增殖期是妊娠3个月至出生后1年，过了此时期不再复制和再生。也就是说，错过了这个黄金期，几乎肯定会造成终生影响。

大脑受损伤后，其代偿机制不是神经细胞的再生，而是突触，也就是神经细胞之间的"接口"重建。在进行早期干预或康复活动时，突触也在进行着相互连接活动，使神经细胞之间建立起各种联系，让损伤大脑得到代偿。在生命的早期，大脑有巨大的可塑性，因此早期干预越早，效果越好。

◎ 调整心态，接受事实

每年全球大约有10%的新生儿是早产宝宝，只占新生儿的一小部分。而早产宝宝中，需要康复训练的比例也占少数，但这确实是一道关口。

已经走到这道关口前的父母要放下"老天怎么那么不公平"的心态，想想孩子已经奋力走到这一步，有着多大的勇气、多么决绝的对生活的热爱。

康复是一场持久战，胜利者必然是能够坚持的家长和孩子。

◎ 把孩子当正常孩子看待

提倡家长在家给孩子做康复。但首先要让孩子过好每天的日子，即安排好每天的吃、喝、睡等基本需求，也要让孩子玩耍、散步……

康复训练的孩子也是正常的孩子，不要因为害怕别人的眼光，就把他关在家里每天逼着训练。

我们帮助孩子做康复训练，就是为了让他能够拥有正常幸福的生活，而这种生活，此时此刻就可以给他。

不要等，不要害怕，不要回避。

养好一个早产宝宝的第一步，是父母自己的心理变得很强大。只有你们足够强大，才能带领孩子更加强大、自信。

▌大 J 经验分享

宝宝坐不稳，四大基本功赶紧练起来

坐是宝宝一个激动人心的运动里程碑。想想，一个视角一直在水平面的宝宝突然坐起来，向他开启的又是一个怎样全新的世界啊！

对于有些宝宝而言，坐似乎是一个自然而然的过程。但对于另外一部分宝宝来说，坐就不是那么容易了。他们无法独坐，需要一直双手撑地；他们坐的时候无法挺直背；他们一坐就倒，像个不倒翁似的。小D就是这样的，她花了2个多月的时间才可以独坐。这是一个非常细致，而且考验耐心的过程。

大运动就像搭积木，一定要每块积木都搭正确，才能确保这个积木塔不倒。

所以，帮助宝宝训练大运动，不要仅按照月龄来，而是要看宝宝的能力来，一定要把基本功练扎实。在谈如何帮宝宝练坐之前，我们先来谈谈宝宝可以独坐需要的基本功有哪些。

◎ 头部控制

宝宝的头占了整个身体将近一半的重量，可见头部控制是很考验人的。

好的头部控制就是宝宝可以把头控制在正中央（中线）。

当宝宝的头往后、往前、往两侧倒的时候，他可以把头转回中线。如果这些做不到，宝宝是无法坐好的。这时就要继续练习头部控制，也就是抬头。

头部控制一大忌就是头颈过于后仰。这个姿势完全没有锻炼任何颈部力量，正确的姿势应该是头部水平或者下巴微微内收。

如果宝宝坐的时候出现头颈后仰，就说明宝宝还需要加强头控训练，不要着急练坐。但也要区分这是不是宝宝表示不愿意的一种习惯。比如，小D刚出院时因为胃食管反流一直习惯用身体打挺来表示不舒服，久而久之，她就形成了习惯。直到她都可以爬了，有时还会出现头部后仰的情况。这就不是肌肉力量的问题，而是她的一个"坏习惯"，是她来表达"我不愿意做"的方式。

我们现在一旦发现她出现这个问题，就会非常严肃地和她说"不可以"，让她明白这个行为是不值得鼓励的。

◎ 核心肌肉力量

核心肌肉，俗称"趴着肌肉"，顾名思义就是趴着时锻炼的肌肉。

核心肌肉力量是坐时稳定性的前提。好的核心肌肉力量可以保证宝宝在坐的时候背是挺直的。核心肌肉连接着宝宝身体的上部和下部，所以能帮助宝宝平衡坐姿。

核心肌肉力量怎么锻炼都不嫌多。小D刚刚会撑坐的时候，抬头已经很好了，但背一直是弯着的。她的背直不起来，就不会脱手独坐。这归根结底还是核心肌肉没力量。

最好的检查方法就是看宝宝坐的时候背有没有挺直。我们也可以在宝宝坐的时候用手摸一下他的肚子，如果核心肌肉在用力，摸上去是硬的，而不是软塌塌的感觉。

头部控制和核心肌肉力量这两个基本功怎么练？最好的方法还是抬头训练。

小D刚开始练坐的时候，我也有疑问，她不是抬头抬得很好了吗，为什么还要继续训练抬头呢？后来我才发现，即使小D趴着可以抬头，但大部分抬头训练中的进阶方法和终极方法，她要么做不了，要么做起来非常费劲。这就说明她的头部控制和核心肌肉力量还有进步空间。我们后来就突击训练了她的拉坐，发现对她坐的确很有帮助。

◎ 盘腿坐

核心肌肉力量比较弱的宝宝，刚开始坐起来的时候，还需要有一个支撑点来帮助自己平衡，而这个点就是盘腿坐时脚后跟互相靠着的点。

盘腿坐时，盆骨可以最大程度地承担身体的重量，这是锻炼盆骨力量的最好方法。

小D一开始坐的时候，双腿是无法盘着的。她下肢肌张力没问题，但由于她出生胎龄太小，没有经历过在子宫里拥挤地蜷缩的日子，所以她不习惯腿弯曲。

为此，我特地问了康复师是不是一定要盘腿坐，因为我看很多足月宝宝坐的时候腿也是伸直的，而不是盘腿的。

他告诉我，宝宝刚开始练坐的时候盘腿坐支撑面大，更容易坐稳；等宝宝可以熟练独坐的时候，腿的姿势可能是多种多样的（盘腿、伸直、一条腿伸直一条腿盘着）。

如果宝宝坐的时候像我家小D那样特别不稳、特别费劲，一开始训练坐，盘腿是最好的开始。

如何帮助宝宝训练呢？宝宝从用手撑着坐的时候，就有意识地让他习惯盘腿。

我们在小D坐着的时候会帮她把腿盘起来。一开始不到10秒，小D的腿就会伸直，我们过一段时间再继续。就这样慢慢练，后来她可以坚持的时间变长了，我们也发现她慢慢可以自己坐稳了。

◎ 保护性伸展

宝宝的手臂对于坐也有很重要的作用。当宝宝坐着失去平衡快要倒下的时候，她要学会用手往前、往侧、往后撑住，来保护自己。

这个动作有个专业名称叫"保护性伸展"，它可以帮助宝宝摔倒后保护自己，防止头部受伤。

这个伸展是一种本能，但有些宝宝，特别是早产宝宝有可能很长一段时间都不会这个动作。小D就是这样的，她独坐的动作很标准，而且可以维持很长时间，但她就不懂得伸手保护自己。

她独坐时，我们在她身后放一个枕头，以防止她倒下受伤。这个动作基本上无法训练，只能等孩子长大后自己形成。

一个26周早产的男宝宝，在矫正月龄15个月时才刚刚开始懂得保护自己，而此时他已学会了走。对于这类宝宝，家长在帮助他们训练时，一定要时刻留心，防止他们摔伤。

这些就是坐的四大基本功，只要练扎实了，学会独坐就是水到渠成。赶紧对照自己的宝宝操练起来吧！

手紧，握拳，拇指内扣——不是训练的训练，有效又有趣

小D出生时有脑部最高级别的出血，而且遇到的所有问题几乎都比别的孩子要严重和困难，这当中包括拇指内扣。

刚从NICU回家的时候，小D几乎一直握着拳头，大拇指一直放在掌心。她的手掌握得非常紧，有时需要花大力气才能打开。即使帮助她打开，她也会不自觉地又回到握拳的状态，像弹簧一样。

在康复训练后，小D的手有了很大的改善，但是握拳和拇指内扣还会时不时出现。

小D的康复师建议，要把锻炼融入日常生活中，不断地纠正她错误的方式，强化正确的姿势。下面，我就把我们和康复师一起总结的帮助小D纠正拇指内扣的一天计划分享出来。

◎ 起床后，"早上好，让我们握个手"

方法：家长的右手和宝宝的右手握手，虎口对虎口。家长用虎口分开宝宝的大拇指和另外四个手指。每次握手都可以上下摆动（就和正常的握手类似），同时轻压宝宝的手。然后，换成左手对左手。

数量：每组握手10次，左右手各5组。

大J心得：这是一种被动地帮助手掌打开的方法。我们把握手融入她每天起床后说早安的方式中，会一边唱歌，一边和小D握手，也同时给了小D一点缓冲时间，让她的意识和肌肉都慢慢醒过来。

◎ 喝奶的时候（瓶喂），"让我来握奶瓶"

方法：把宝宝的手放在奶瓶上，让他打开整个手掌。用家长的手轻压，确保整个手掌都打开压在奶瓶的上面，瓶身的圆形弧度正好把宝宝手掌撑开。

一开始，宝宝的大拇指贴在食指旁边，之后渐渐让虎口打开，让大拇指和食指呈现一个漂亮的C形，正好贴在瓶身。

数量：任何喂奶时间，但不能影响喝奶。尽量让宝宝的手放在奶瓶上。每次锻炼一只手，下次喝奶换手。

大J心得：在开始喝奶之前，我不急着把奶瓶塞到她嘴里。先用奶瓶和小D打招呼"你好，我是奶瓶"，让小D熟悉奶瓶。然后用奶嘴碰她的嘴唇，说"亲一个，亲一个"，让她习惯奶嘴碰她的嘴巴。每次她都会很开心，然后会用手去摸瓶身。这时我顺势说"你是不是想摸奶瓶啊，我来帮你"，然后把她的手打开放在奶瓶上开始喂奶。

◎ 上午游戏时间，"让我们一起来玩摇铃球"

方法：让宝宝抓住摇铃球，确保小手掌抓住摇铃球后大拇指和四指是分开的（如果发现大拇指和四指未分开就要纠正），然后陪宝宝一起摇动。做这个训练需要注意引导宝宝每次抓的时候都要用拇指打开的方式去抓。

数量：从抓到放手算一组，左右手各5组。

大J心得：摇铃球对于手掌没打开的宝宝特别合适，宝宝的手可以在球面的帮助下打开。

尽管这是个训练，但大家也不要忽略和宝宝互动的过程。不要让宝宝感觉你在训练他抓和放，一定要陪他一起玩，让他感觉是在玩，而抓和放只是玩的一部分。

◎ 下午游戏时间，"让我们一起来喝下午茶"

方法：让宝宝手持一个大小合适的杯子，让虎口呈现一个漂亮的圆弧，然后抓住杯子的侧面，不用在意中指、无名指和小拇指是不是在杯子上面；然后让宝宝放手，再重新抓握。

数量：每天1~2轮，每轮左右手各3组。

大J心得：我发现，这可以变成一个非常好玩的喝茶游戏。一开始，我会抓住小D的手和杯子，放到我的嘴边，然后假装喝口茶，接下来再放到小D嘴巴上让她喝。慢慢地，小D似乎就理解了这个"喝茶"的概念，每次拿到杯子后就兴高采烈地把杯子递到我嘴边。小D喜欢玩这个游戏，训练效果自然好。

◎ 随时随地，"小手捏捏，按摩一下"

方法：用自己的大拇指指尖轻轻地按宝宝的五个手指，从根部推到指尖。如果宝宝配合的话，可以两只手一起按摩；如果宝宝不配合的话，可能需要一只手抓住宝宝的手，另外一只手从大拇指到小拇指的顺序进行按摩。

数量：左右手轮流做，数量不限。

大J心得：我发现小D在紧张或者遇到没有见过的人或事时，就会不自觉地拇指内扣。

一旦发现，我们就会安抚小D"没事的，放轻松"，然后做一次手掌按摩。关键是每时每刻都让小D明白不能握拳，直到变成日常的一部分。

估计很多妈妈会问："拇指内扣要花这么多时间训练，那还有时间训练其他的项目吗?"

其实，以上所有内容都是融入日常活动中的。就拿早晨起床举例，每天早晨我会通过拉坐（锻炼头部控制）来让小D起床，再握手（纠正拇指内扣），然后用"超人飞"的姿势（锻炼核心肌肉力量和内庭训练）"飞"到客厅喝奶。

当这些都成为习惯和生活的一部分后，就不会觉得花时间了。而这么一点一滴的锻炼，时间长了也能从量变变成质变。

康复师教我帮助宝宝爬

小D经历过漫长的康复阶段。因为小D会爬后大部分时间都在腹爬，我们又花了很长时间来训练她手膝爬。下面就爬的问题，分享一些心得给大家。

◎ 爬的好处

爬的好处现在越来越多地被大家认识了。但还是会有一些家长重视走却忽视了爬，所以我想先说明爬的作用。

小D训练爬训练得非常辛苦，开始我们和她自己都觉得很沮丧，因为她很长时间都没有进步。

有一天，我问康复师，一定需要爬吗？可以跳过爬，直接训练走吗？

康复师告诉我，爬有四大好处，对宝宝的发展非常重要。

● 锻炼核心肌肉，而核心肌肉是一切成长发育的基础。

● 增强肩部的稳定性，这是今后写字的基础。

● 学会如何控制大腿，稳定盆骨，这是今后走路的基础。

● 锻炼身体的协调能力，开发左右大脑，对今后的学习能力、体育能力有帮助。

所以，一定要多鼓励宝宝爬，不要急着训练走。因为宝宝一旦会站了，就不太愿意爬了。

如果宝宝错过了爬行阶段已经在走了，建议在学龄前要有意识地让宝宝多进行垂直爬来弥补。

◎ 训练爬的大运动前提

早产宝宝或者发展有延误的宝宝，大运动训练不要盯着月龄看，而是要看宝宝上一阶段的能力是否已经练扎实了。

时刻要记住，大运动就是造楼，只有地基打结实了，楼才能造得高、造得稳。

所以，进行爬的前提是坐已经很好了。那什么是坐得好的标准呢？

● 可以独立坐了，不需要自己用手或者父母支撑。

- 坐的时候背是直的，而不是弓着的。

- 坐着时，当失去平衡后会伸手扶一下，撑起身体。

◎ 在地板上爬，而不是在床上

小D的大运动康复师和我说，其实很多宝宝不会爬不是运动发展的问题，而是很多父母没有给他们提供合适的环境。

宝宝一出生就该在地上放一块游戏垫让宝宝练习趴。等到爬的阶段，他就会顺其自然地在地板上练习。

◎ 做好心理准备

爬的时候，宝宝一定会有一些磕碰，这是成长的代价。父母不要因为过度保护而不敢放手让宝宝爬，限制宝宝发展。

◎ 不要急着训练站

很多家长会急着训练宝宝站立。一旦宝宝学会了站立，基本都不太愿意爬了。

◎ 训练爬

爬可能是所有大运动中最复杂的过程，全身所有肌肉都需要调动起来，还要协调手脚动作。所以，训练需分三个阶段进行。

阶段一：锻炼肌肉力量。这个阶段是基础。如果你发现宝宝到后面两个阶段没有办法完成相应动作，请回到第一阶段，把基础打好。

- 加强手臂力量。这里就要强调趴的重要性了。宝宝多趴，就能学会自己用手撑起身体来，这其实就是在锻炼手臂力量。大多数宝宝的这个行为是自发的，但小D没有。我们要帮她摆好这个姿势，并鼓励她保持的时间尽可能长一点。然后我们鼓励她一手撑着，一手去拿前面的玩具。

- 锻炼核心肌肉。核心肌肉是一切发育发展的基础，是需要不断锻炼强化的。

● 增强骨盆力量。这对大部分足月宝宝不是问题，但对于早产宝宝，特别是像小D这样的小胎龄早产宝宝，他们没有经历过子宫内拥挤的状态，腿习惯伸直，而不是蜷缩着。所以，平时要有意识地让宝宝用手去够腿放到嘴巴里，换尿布时也可以帮宝宝被动抬腿，以强化盆骨关节。

阶段二：稳定性训练——习惯手膝位。爬的训练需要拆解，先追求动作稳定，再训练移动。不要直接训练爬，这样难度太大了。

● 维持手膝撑住身体。一开始可以帮宝宝手膝撑住身体，让他维持一段时间。小D一开始可以维持的时间非常短，但坚持每天少量多次练习，她维持的时间越来越久，明显感受到她有劲了。在这个姿势可以稳定保持后，父母拿一个玩具放在宝宝额头水平位置，让宝宝继续保持这个姿势，同时用一只手够玩具，进一步加强难度。

● 手膝撑住并前后摇摆。一开始宝宝可能会不明白怎么做，家长先帮宝宝感受摇摆的过程，逐渐过渡到他自发地进行这个动作。摇摆是为了让宝宝学会有控制地转移重心。"有控制"很重要，只有这样才能让宝宝始终保持这个姿势而不倒下。

● 手膝撑住并够物。在宝宝前额水平位置放一个玩具，鼓励宝宝够。这时需要让宝宝维持在手膝撑住的状态，而且背要保持水平。小D一开始只要够物手就撑不住了，这也是因为肌肉力量不够，无法单手撑住。如果一只手无法撑住，他是不可能一手一脚轮流替换往前爬的。

阶段三：移动性训练。有些宝宝由于病理原因（比如小D的肌张力低）、有些宝宝由于心理原因（比如害怕），一开始需要父母给他们一些辅助，帮助他们慢慢建立自信心，直到他们可以自己独立爬。

● 学会从坐姿转移重心。当宝宝坐着时，在他侧面放一个玩具，稍微离他远一点，鼓励宝宝自己去够。这时，宝宝为了够玩具就需要一只手撑地，同时伸展背部去够玩具。这个转移动作是需要练习的，这样宝宝才能学会从坐到爬、从爬到坐的自由切换。

●毛巾做辅助。宝宝刚刚开始手膝爬的时候，会因为核心力量不够而常常肚子着地。这时可以用一条毛巾作为辅助，让宝宝适应爬的姿势和手脚并用的协调能力。把宝宝俯卧放在地上，在他身下放一条毛巾，慢慢将宝宝拉起来变成手膝爬的姿势。注意，毛巾一定是在胸部而不是腹部。拉起来后，让宝宝慢慢适应这个姿势。注意，宝宝的头是抬起并在中线的，而且可以感受到他的手臂在用力支撑自己的重量。把一边的毛巾往前拉，一边的毛巾往后拉，让宝宝体会爬的过程。

●手做辅助。小D由于一直是腹爬，所以习惯向后蹬腿。每次手膝爬，她也会向后蹬腿使劲，结果根本没办法向前进。先让宝宝处于手膝位置，大人把手放在宝宝大腿两侧，一左一右给宝宝一点指令，让他自己往前爬。熟练后，就不需要给指令了，但有些宝宝还是需要大人用手在大腿两侧轻轻扶一下，防止腿往外蹬。

肌张力异常的宝宝一定要去专业机构进行有针对性的康复，仅在家训练是不够的。

以上这些方法比较适合肌张力没问题但发展有延误的宝宝，或者已经进行系统康复训练想要在家进行辅助训练的宝宝。

1 岁以内宝宝语言启蒙这么做

正确吸吮和吃辅食是语言发展的基础，也就是说，喂养和语言紧密相关。

小D有一位喂养/语言康复师。这位康复师每周来看小D两次，除了在喂养方面给建议，也会有意识地帮小D进行语言启蒙。下面，将我从她身上学到的经验分享给大家。

◎ 出生～3 个月被动接收期

这个阶段的宝宝除了哭，大部分时间不怎么发音。

但千万不要忽略这段时期，小D的康复师说，宝宝通常对妈妈的声音会有偏好，他们通过观察妈妈和周围人的互动来被动接收很多语言信息。他们会把头转向有声音的方向。当我们对着宝宝说话时，他们会非常认真地听，甚至会笑。

有些宝宝在第3个月末，会发出一些元音，比如"a""o"。

从小D一出生，我就会近距离对着她的脸和她说话、对她唱歌。每天我和她做任何事，我都会用陈述句说出来，如"小D和妈妈一起吃饭""我们去换尿布"等。

当小D第一次无意识地发出"a"的声音时，我会模仿她，也发"a"。她会觉得很有趣，其实这是在鼓励她。

之后她每次发出这些没有意义的声音，我都会模仿，然后再在后面加上一些"人类的语言"。比如她说了"o"，我也会说"o"并加上"原来你说的是这么一回事啊"，形成一个完整的句子。

小D的康复师说，一定要这么做。模仿是给宝宝正面鼓励，我们之后再加上一些话是为了让宝宝明白"交谈"的含义，知道"原来我说一句，妈妈就会回一句"。

◎ 4～7个月咿咿呀呀期

这个阶段的宝宝开始注意我们说话的细节——每个词语发的声音是不同的，声调是有变化的。

宝宝开始说一些辅音，通常是"ba"或者"ma"。当我们叫他名字时，他开始有反应了，也开始用不同的声音来传递自己的情绪。

当小D发出一些简单辅音时，我会用这些辅音组成一个词语，然后说一个句子。比如她说"ba"，我就会说："b-a，baba，他是你的爸爸。""b-ei，bei，这个是杯子。"

要注意的是，说任何词语的时候都要指着实物，这是语言启蒙的关键。一定要把词语和物体或者动作联系起来，而不要撇开语境独立教词语，否则对宝宝来说毫无意义。

这段时间，我会继续和小D说很多话，但说的话从陈述句变成了设问句："小D现在要干吗？"停顿一会儿看她是否有反应，然后说："吃奶。"这样做是要鼓励小D参与和我的对话，而不再像之前那样被动接受。

如果小D用"火星语"回答我了，我就会特别高兴地鼓励她。这样她就从我的反馈中明白，原来自己这么说是会被肯定的，从而加强她和我交流的积极性。

◎ 其他一些小提醒

●让宝宝看着你的嘴。和宝宝说话时，尽量和宝宝目光相对，这样可以让他看到你的嘴型。

●控制电子产品的使用时间，能不用尽量不用。电子产品不但对眼睛有伤害，而且宝宝对电子产品的接受是被动的，不利于语言和认知发展。

●挠痒痒。大笑出声锻炼的位置和发音位置一样，所以这也是帮助发音的方法。

●读绘本。选择一些图片大、字少、读起来朗朗上口的绘本，每天给宝宝读一读。

●唱儿歌。每天和宝宝一起唱儿歌，同时配合一些手势，是很好的亲子互动游戏。

语言启蒙要落实到每天的高质量陪伴，多和宝宝互动，再加上一些顺应每个阶段发展的技巧。

与女儿并肩作战的 17 个月，我眼中的肌张力异常

从小D出生到第17个月里，我们每天都在和肌张力异常做斗争。肌张

力几乎成为我们和康复师每天都要提及的问题。

小D的大运动康复师非常资深，是哥伦比亚大学的医学博士。我每次问她肌张力到底是什么，她都会说："这真的是个很抽象的概念，好多医学研究生学了几个学期都无法理解这个概念。"

我接下来分享的不是学术讨论，但我也看过很多资料文献，只希望能用通俗的语言和大家分享一些个人认识，让大家对肌张力有更清晰的了解。

◎ 肌张力和肌肉力量的区别

肌张力和肌肉力量这两个概念一直被混淆。

肌张力相当于拉力器的弹簧，它是我们肌肉休息时的状态。肌张力低就是弹簧很松，高就是弹簧绷得很紧。

肌肉力量相当于我们双手拉拉力器的力量。肌张力最关键的一个前提是需要一个外力。想象一下不管是松的或者紧的弹簧，它都需要外力来作用。紧的弹簧不容易拉动，而松的弹簧虽然容易拉动，但它的反应速度会很慢。

肌张力是天生的，由大脑控制，无法改变。如果出生时有脑损伤，特别是脑出血三级、四级，肌张力异常的概率非常高。肌张力还受情绪和环境的影响。情绪激动、环境吵闹，容易出现肌张力高。

肌肉力量是后天的，是通过锻炼形成的。这就是我们通常所说的这个人力气大、有肌肉。

关于肌张力和肌肉力量的误区

了解概念后，我们来看看一些比较普遍的误区。有的误区甚至存在于国内一些康复机构中。

误区1：高肌张力的孩子就应该多按摩放松，不该锻炼。

这是一个非常普遍的误区。有这样的误区就是因为混淆了肌张力和肌肉力量的概念。

肌张力高就相当于弹簧紧绷，而紧绷的弹簧是先天的，无法改变。我们能做的是锻炼自己双臂的力量，让外力可以强大到让紧绷的弹簧弯曲。所以，高肌张力是需要通过锻炼来进行康复的。只有肌肉力量强大了，肌张力才能被控制。

误区2：既然肌张力无法改变，那么康复没有帮助。

妈妈过于关注肌张力，自己查了资料，了解到肌张力无法改变，变得非常绝望。但终极目标不是改变肌张力，而是让宝宝掌握最基本的运动能力。

肌张力的确无法改变，但通过康复锻炼肌肉力量，是可以逐渐控制肌张力的。也就是说，肌张力异常的宝宝通过康复也能很好地掌握运动技能。

误区3：我的宝宝身体软绵绵，是肌张力低；我的宝宝总是脚绷直，是肌张力高。

如今，"肌张力"这个词被越来越多的父母知道。国内网上流传着一套在家自测肌张力是否异常的方法，也有很多介绍肌张力异常表现的文章。

于是，有些家长自己在家对照检查孩子的肌张力。这里我要说明，肌张力异常最直观的表现就是运动发展延误或者动作异常，而不是孩子的身体是否软或者硬。

如果因为宝宝运动发展有延误而怀疑肌张力有问题，一定要去专业机构进行评估，不要自行对照来判断。

肌张力判定是需要专业人士进行临床检查的。所谓肌张力异常，有的是高，有的是低，还有的是混合型。小D就是混合型，她是四肢肌张力偏高，而躯干、头部肌张力偏低。这些细微的差异对应不同的康复内容和针对性。而这些只有专业人士才能看出来。

误区4：肌张力异常在家多做被动操就好了。

肌张力异常仅靠在家做抚触、被动操是远远不够的，一定要去专业的康复中心进行康复。

小D的大运动康复就是锻炼，通过锻炼提高肌肉力量，没有按摩、打针、输液。她的康复师秉持的理念是，肌肉力量的提高一定要通过主动的运动锻炼来达成。按摩等活动是被动的，效果非常有限。

既然康复要去专业机构，那抬头、坐、爬等家庭训练还有必要进行吗？

家庭训练和专业康复是相辅相成的，简单来说就是家庭训练是专业康复的"简单版"，但可以很好地巩固康复效果，也能让宝宝没有那么排斥康复。

误区5：我家宝宝虽然还不会坐和爬，可是站得笔直，说明他没问题。

肌张力高有时候有很强的迷惑性。比如，当宝宝还不能独坐的时候，突然发现他可以站了，而且站得笔直，一点都不晃。

于是，很多家长放弃坐和爬的训练，直接鼓励宝宝站甚至开始跨步走。

殊不知，这种笔直的站其实不是宝宝主动用自己的肌肉站立，而是利用高肌张力在被动地站立。最好的检验方法是，当宝宝站立时，用手去碰他的膝盖。正常情况下膝盖是可以弯曲的，但如果是用肌张力站立，整个膝盖是僵硬的。如果这时还鼓励宝宝去站，不但没有帮助，而且会影响宝宝发育。

对于肌张力异常的宝宝，平时一定要注意姿势的正确，防止进一步强化肌张力异常的表现。

这17个月里，最初我也有过对小D的误解，觉得她好懒，只要有东西靠着她就瘫成泥。直到后来我才明白，这是肌张力在作祟。

肌张力是宝宝不能抗拒的，导致其他宝宝很容易完成的动作，异常宝宝却怎么都做不了。很多妈妈也会像我一样，给宝宝贴"懒、调皮"的标签。这时候不但你觉得沮丧，宝宝自己也会懊恼，所以我们一定要让自己冷静下来，给自己打气，给宝宝鼓励。

　　康复见效不会很快，但千万不要放弃，量变到质变是需要时间的。

　　当我们看到小D第一次自己颤抖着拉坐起来，第一次连踢带蹬地进行手膝爬，第一次用两个手指僵硬地夹起小饼干放到嘴巴里，我们明白之前所有的努力都没有白费。

　　肌张力异常，我们照样可以控制住！

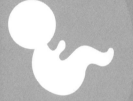

早期教育

CHAPTER 6

◆ 早期教育从出生时开始

早期教育简称早教，是指根据0～6岁孩子生理和心理发展特点，进行有针对性的指导和培养，为孩子脑部的全面发展和健全人格的培养打下基础。

早教的目的是尽可能挖掘和培养孩子各方面的潜能，而不是让孩子尽早掌握某一项技能。

早教中涉及的图画、音乐、数字、文字等只是促进宝宝大脑发育的手段，而不是为了让宝宝学习相应的技能。

从出生起，早教就应该开始了。

你给宝宝布置的环境、提供的玩具、给宝宝的照料、和宝宝的日常互动等都在刺激宝宝的大脑发育。

我们说环境、玩具的时候，不是说家长给宝宝提供的物品越多越好或越贵越好，而是要适合宝宝年龄段的需求。比如宝宝出生第一个月，应选择颜色鲜艳、家长可以拿到手上活动的物体（比如一块布）做玩具，或者在床边放一面镜子，让宝宝可以看到自己的脸。这时候给宝宝买积木就显得早了点，尽管积木是非常好的玩具，但时机不对。

在照顾宝宝的时候，不要因为觉得宝宝什么都不懂，就忽略和宝宝的互动。比如，给宝宝换尿布之前告诉宝宝要换尿布了，换的时候告诉宝宝你在做什么等，都是让宝宝感知语言，学习和人交往的方式。

多抱抱宝宝，和宝宝聊天，加深和宝宝的亲子感情，这样可以让宝宝心情愉悦，增强安全感。

✦ 前 3 个月的早期教育重点

建立和孩子的联结，让孩子感受到爱比什么都重要。

孩子从医院回到家，他熟悉家庭环境，熟悉自己的爸爸妈妈、爷爷奶奶都需要时间。新手早产儿父母一般会有很多担忧、焦虑、迷茫和陌生。

这时最好的早期教育就是让宝宝知道自己被爱着、所处的环境是安全的。而建立这份联结最简单、最有效的途径就是袋鼠抱（请参考本书相关内容）。

除了情感联结，矫正月龄前3个月也要注意追视追听的训练。追视追听的前提是头控。宝宝只有自如地转动脖子了，才能进行追视追听，这一点对于早产儿来说尤为重要。

所以，宝宝出院回家后，一定要重视趴的练习。多趴对练习头控很关键。

一般来说，早产儿是听力先于视力发展。追听的练习不需要刻意进行，因为父母本身就是最好的道具。可以先正对着宝宝说话、唱歌，然后慢慢转到宝宝的侧面，看看他会不会跟随声音转动脑袋。除了父母外，摇铃也是很好的追听工具。

这里也要提醒大家，早产儿出院时的听力筛查一定不能遗漏。

练习追视可以利用一个红球进行。红色对于新生儿来说是更容易看见的颜色。孩子躺着或者支撑坐着，然后家长拿着红球上下左右地移动，确保孩子的视线可以跟着红球走。

一开始孩子的反应可能很慢很慢，如果发现孩子追丢了，可以重新开始。
每天少量时间多次进行追视练习。除了红球，黑白卡也是很好的追视工具。

✦ 适合 3 月龄内宝宝的玩具

宝宝出生后的前3个月发展的重点是追听追视，所以准备的玩具也应
该和此相关。

颜色鲜艳的玩具

比如红色小球、布条、玩偶等。在宝宝面前摇动玩具，吸引宝宝的注
意力。当宝宝看着玩具的时候，边摇玩具边平行或者垂直移动玩具，让宝
宝的视线追着玩具移动。不要给宝宝准备闪光的玩具，否则宝宝容易因为
突然的变化而受到惊吓。

能发声的玩具

比如沙锤、摇铃、装着米的塑料瓶等，以及家人的声音（这是对于宝
宝而言最好的玩具）。家长拿着这些玩具在距离宝宝耳朵20厘米左右的地
方轻轻摇晃。注意玩具发出的声音不要过大，也不要尖锐，轻柔的声音最
好。发声玩具不要离宝宝耳朵太近，以防损伤宝宝的听力。

黑白卡

因为宝宝的视觉还不成熟，所以卡片的图像要尽量简单，比如一个苹

果、一个人、一匹马等。黑白卡可以购买，也可以自己做，如在黑色卡片纸上画白色图案或者在白色卡片纸上画黑色图案。可以拿着黑白卡在宝宝面前移动，也可以把黑白卡放在床的一侧，确保宝宝侧过头的时候可以看到。

婴儿安全镜

宝宝一般都喜欢看自己的脸，可以买一个直径15厘米左右的高质量防破碎的婴儿安全镜给他看。安全镜四周用厚厚的布包起来，防止镜片滑落。家长也可以自己做一个。将安全镜挂在床侧，使宝宝侧过头的时候可以看到自己的脸。

在宝宝2个月左右的时候，可以给宝宝准备婴儿床健身架或者地板健身架。健身架对锻炼宝宝手眼技能很有帮助。

健身架通常可以玩到宝宝五六个月大，所以一定要买正规产品，确保宝宝啃咬安全。不过，当宝宝能拉着健身架自己坐起来的时候，就不要给宝宝玩健身架了，防止意外发生。

宝宝出院回家，爸妈总希望自己能给宝宝最好的。而前3个月，最应该让宝宝感受的就是安全感、爱和联结。尽可能给宝宝袋鼠抱、及时回应宝宝的需求、多和宝宝互动交流、坚持给宝宝做被动操和抚触，做好这些就足够了。

至于市面上五花八门的教育玩具，在这个阶段，家长不需要急着购买。环境再丰富，刚出生3个月的宝宝也基本体验不到。

常见问题

Q | 婴儿游泳对孩子生长发育好吗？

A | 婴儿游泳现在很流行，但我们想提醒的是，给宝宝脖子套游泳圈〝游泳〞弊大于利，不建议家长尝试。

游泳是一种运动形式，市面上宣传的好处如开发智力、提升协调能力等，任何一种适合的运动都能实现。比如，小月龄宝宝练习趴，同样能发展运动能力。

目前，婴儿游泳大多数都是套脖圈，这有很多潜在风险，需要家长格外注意。

- 脖圈是塑料的，如果材质不好宝宝容易过敏。
- 宝宝脖子和脖圈发生摩擦，可能会导致皮炎。
- 脖圈容易勒到脖子，压迫气管，影响正常呼吸。
- 脖圈固定宝宝脖子，但脖子以下是可以动的，宝宝脊椎得不到保护，容易发生损伤。

除了脖圈风险外，因为国内没有关于婴儿游泳池的规范文件，所以婴儿游泳池的管理是否专业很难评估。婴儿总体抵抗力低，如果因为泳池卫生不合格导致感染疾病，就得不偿失了。

所以，如果家长想带宝宝游泳，最好等宝宝1周岁以后再尝试。如果宝宝很喜欢水，那么家长可以尝试抱着宝宝一起以玩水的形式〝游泳〞。

Q | 早期教育一定要在外面上兴趣班吗？

A | 不是。最好的教育在家庭。其实，养育宝宝的过程就是教育的过程。小宝宝新来到这个复杂的环境，非常需要帮助，而他们只能通过哭声请求

支援。如果宝宝的照顾者能很好地回应他的需求，宝宝就会觉得安心，有安全感。

家长不要觉得宝宝小，什么都不懂。其实，你和宝宝日常的互动都会刺激宝宝的大脑发育。所以，早教最重要的是日常生活的方方面面，做好日常养育才能给宝宝高效陪伴，兴趣班只是早教的一个补充。

Q ｜ 早产儿什么时候可以去早教机构？

A ｜ 尽管早教可以自己在家进行，但很多家长还是希望借助早教机构给宝宝更专业的指导。现在各种早教机构非常多，什么时候让宝宝开始到早教机构上课并没有统一的时间，只要宝宝准备好了，家长经济条件和精力允许就可以。

宝宝需要身体和心理都准备好。

早教机构的环境一般都是密闭的，和家里相比，人也比较多，如果宝宝身体还不够强壮，容易生病，可以等大一些再去早教机构。

早产宝宝一般更加敏感，如果宝宝安全感不足，非常抗拒人多的环境，不喜欢陌生人触碰，害怕早教教室里面的音乐等，那就先不去早教机构上课。

很多家长看到宝宝不喜欢和陌生人接触就很着急，觉得这样下去，宝宝长大以后无法融入社会。这个推断有点武断了。陌生的环境对于很多宝宝来说都是极大的挑战，宝宝感到压力是非常正常的。随着时间的推移，宝宝的心理得到更多发展，就会变得容易接受陌生的环境。

家长平时要有意识地带宝宝和外界接触，当宝宝对陌生环境不再激烈排斥后，再去早教机构接受有规律的教学。

Q ｜ 怎么给宝宝选择合适的早教班？

A ｜ 早教的目的是对宝宝视觉、听觉、触觉、味觉、运动觉、空间感知等多方面进行刺激，促进宝宝的全面发展。

给宝宝选择早教班的时候，一定要先试听，并从以下几个方面进行考察：

- 具备合法的资质；
- 上课环境干净舒适；
- 硬件设施安全可靠；
- 课程符合各年龄段宝宝的身心发育特点；
- 老师有足够的资质和水平；
- 后勤服务到位，比如进门洗手、给宝宝量体温等；
- 最重要的是宝宝喜欢。

Q | 可以用早教课代替康复训练吗？

A | 不可以。宝宝是否需要康复、需要什么样的康复训练，都要在一系列的专业评估判断后才能进行。

早教中心大多面向普通儿童常规发展情况，早教中心的硬件设施也不可能达到专业康复机构要求，工作人员不具备进行康复训练的知识和能力，也无法判断宝宝康复训练的进展。

所以，如果宝宝确定需要进行康复训练，一定要去正规机构，听从专业指导，早发现、早干预、早治疗。

照顾刚出院的早产儿非常具有挑战性。宝宝从医院刚回来的前3个月，因为家长经验不足以及宝宝需要日夜不休照顾的客观情况，家长会面临比较大的身体和心理挑战。对爸爸妈妈来说，最重要的是做好分工和合作，给宝宝提供一个舒适、安全、科学的成长环境，并照顾好自己和家人的身体及情绪。

毕竟，家里每个人都好，宝宝才会更好。

父母经

7

◆ 我们的第一年 [1]

那一年的春天，我早上起床有一点点见红，便去了诊所。产科的医生检查后说，问题不大，但以防万一还是去医院再看一下。

于是，我和老公说说笑笑来到了医院。没想到，到了医院10分钟后屋子里出现了五六个医生、四个护士，其中一个最年长的医生面色凝重地说，孩子很危险，他们现在就要进行紧急剖宫产。

是的，他只是通知我们，而没有让我们做选择。然后，我就被推入了手术室，20分钟后宝宝就出来了。我们没见到她第一面，甚至连她的哭声也没听到，她就被送入了NICU。

我们的女儿小D——28周的早产儿就这样着急地来到了这个世界，体重连1000克都不到。

她由于病毒感染，出生时非常虚弱，没有呼吸，心脏、肺部都发育不良。第一天的下午，我手术完还不能下床，她的主治医生就过来和我们说，宝宝现在还是很危险。他们不怕孩子早产，最怕感染，而且小D在肚子里时已经和病毒抗争很久了，如果不是她自己发出这么强烈的求救信号，她是来不到这个世界的。

医生还暗示我们，如果可以，尽早去看看她，因为那可能会是最后一面。没想到那天晚上她挺过来了。那整整一个晚上，两个儿科医生轮流站在小D的暖箱旁给她打氧做复苏。

---

1 本章内容为大J一家育儿经验与心得分享。

288

后来，小D的生理体征慢慢稳定。正当我们刚准备松一口气的时候，没想到她的左右脑又分别出现最高级别的出血，医生也无法确切地告诉我们这样严重的脑部损伤意味着什么，但可以肯定的是，将来残疾或者智力低下的可能性非常高。

我到现在还清楚地记得，医生问我们是否要放弃。当我们说不放弃时，主任医生特别坚定地说："好，你们不放弃，我们一定全力以赴。"

于是，小D就在医院待了115天，做了肠道穿孔手术，闯过了呼吸关、心脏关、喂养关等诸多关口。她就这么变成了医院的"钉子户"和"大姐大"，久到我们都可以和刚住进来的早产儿家长分享医学知识和心路历程了。

现在每次抱着她，看她对我笑，我都能记起那时她的手臂还没有她爸爸一个拇指粗。我还总能记起当我抱着她时，她突然呼吸暂停、皮肤发紫，以及每天无数次的吊水、抽血，她的手上和脚上有着很多针眼。

出院后本以为小D会慢慢好起来，没想到她有严重的胃食管反流，最严重的时候上两种药也没用。

喂奶对她和我们都是折磨，她无休止地哭泣，我们需要非常耐心地边哄边喂，她却总会吐我们一身。每顿奶基本上都要喂一个半小时，最严重的时候她拒绝喝奶，一天自己只主动喝100毫升。

我们怕她脱水，只能用小针筒每次1毫升、1毫升地打进去。我们那时都叫她"小熊猫"，因为只有国宝才享受这样的待遇啊。我现在还记得后来她好了，第一次喝奶喝到一半开心地朝我笑了。将近6个月每天每顿奶都要撕心裂肺哭闹的宝宝，终于对我笑了，并且一天能喝将近900毫升奶了。

由于脑部损伤，她的上肢肌张力低下。大概有3个月的时间她趴着无法抬头，全身软绵绵的。于是，我们开始每天给她做康复。

幸运的是，我们遇到了好几个非常好的康复师。她们都和小D非常投缘，小D也很喜欢她们。每次康复，虽然小D会哭、会不开心，但每次总能按她们的要求做到。

平时只要她醒着，我们就和她一起训练。慢慢地，她能抬头了，可以俯卧撑了，可以翻身了，会爬了。别看孩子这么小，她每次学会一个技能，我们总能从她脸上看到自豪的表情。有时特别辛苦她才完成一个动作，刚准备哭，我和康复师就会对她拍手说："Good job!"然后她马上就笑了。从小就爱被表扬的娃啊！

出院后，我们还一直带她看脑外科。由于之前脑出血，她有脑积水，小脑还有个囊肿。我和老公都特别不喜欢那个脑外科医生，他每次都不看核磁共振检查结果就直接和我们说，依他几十年从医经验，小D这种情况95%都要做手术，所以现在的问题只是手术的大小——开颅切除囊肿还是只装脑部导管。

但他最终改变了态度。一次，他难以置信地和我们说，从最新的核磁共振检查结果看，小D的脑部朝好的方向发展了。他盯着小D看了很久，还是不敢确信，就让我们把她放在检查床上看她的运动发展。

当小D一碰床就自己翻过去，然后把身体撑起来，头抬得高高地看着他时，他终于放弃了，对着她说："So, you've proved I'm wrong, right?"（你证明了是我的错，对吧？）

记得出院时好多医生护士都对我们说，小D是个奇迹，他们没想到她能熬过来，甚至这么快出院。

出院后我们做随访，医生和康复师也对我们说，小D是个奇迹。他们没想到脑部严重出血的宝宝肌张力在慢慢恢复，而且她对人和外界会那么好奇。

我一直不觉得小D是奇迹，所有的一切都是这个小生命自己一步一步斗争过来的。记得小D刚会翻身时，她晚上睡着自己就翻过去了，然后我就看到她闭着眼睛还能撑起身体。

有一次，我们去看一个朋友家的宝宝。这个孩子从出生时起就待在床上，等到他6个月时已经能够坐得稳稳的。我们都特别惊讶，难道不用放在游戏垫上训练吗？现在想想，我们是第一次做父母，没有经验，所以幼稚地以为别人家的孩子的运动发展也和我们一样需要训练，只是程度不同而已。

这种错误的想法反而使我们觉得没那么苦。后来，我们知道了别的孩子突然就会的运动，小D是经过几千次甚至几万次的练习才会的，让我们体会到过去种种的艰辛。

小D很小的时候就已经表现出非常倔强的性格，几乎所有熟悉她的医生都会和我们说："She has a really strong personality!"（她个性很强！）我有时候也会恼她的臭脾气，但转念一想，如果不是这臭脾气，估计她也不会走那么远吧。

那一年好长，我有时还会觉得自己是不是在做梦。刚开始最难熬的那几个月，我们每天都过得提心吊胆，医院随时都可能会打电话来通知孩子不行了或者又要手术了。

那时我们清楚地知道，这是一场马拉松，哭是没用的。但情绪需要宣泄的出口，于是我们就给小D建了博客，每天写日记，边写边哭，哭完就擦干眼泪继续解决问题。

后来这个博客地址被同事、朋友知道了，我们便发一个请求，请大家寄明信片给小D，介绍自己和自己生活的城市。于是，我们每天都会收到好多来自世界各地的明信片。

有朋友联系妈妈群收集了20多张国内各地的明信片和祝福，还有朋友出差每到一个地方就会寄给小D一张明信片。有的是我们没见过的陌生人，他们也写来明信片说，会把对小D的祝福放在全家每天的餐前祈祷中。小D住院时真的多亏了这些明信片，给了我鼓励，让我坚持下来。

后来小D的情况慢慢好转，生存对她而言已经不是问题了，我走在路上时开始关注那些坐轮椅的人。说来奇怪，我突然发现有好多坐轮椅的人，我以前怎么就没发现呢？有一天，我看到一个非常漂亮的年轻女孩，她虽少了一条腿，但妆容精致，穿戴得体。最让我难忘的是，当我为她扶一下门的时候，她对我露出的笑容。

我想我一辈子都不会忘记那个笑容，特别的幸福，特别的温暖。那天以后，我对老公说，我想我已经准备好以后推着轮椅带小D去看世界了。

人就是这么奇怪，当你把最差的都想好了，接下来发生的任何事情对我们来说都是惊喜。于是，我静下心开始看很多新生儿喂养、早产儿康复、父母之道等内容的书籍。

我大学一毕业就被一家非常好的公司招进去。最初的3年里学到的最重要的能力就是如何解决问题，如何找到对的人问对的问题，如何面临不确定因素，没想到这些技能现在竟然用到了育儿上。

每次遇到小D要做手术或者关乎生死的决定，医生会面时总会配一个心理咨询师在场，以防家长情绪失控。每次会面结束，咨询师总会问我们是否也是医生，说我们是她见过最有专业知识也是最冷静客观的家长。

其实，我们只不过知道情绪化无法帮助解决问题而已。每次和医生会面，前一晚我和老公都会先开个会，讨论要问什么问题，有时甚至会用问题树把复杂的问题梳理清楚。

我们如今常常自嘲是半个儿科、半个脑外科、半个消化科医生，半个运动、半个精细运动、半个语言与喂养康复师，以及半个儿童认知训练师。有时见到一个孩子，我通过他的行为动作和表情会条件反射地想到他哪些能力正常、哪些能力超前、哪些能力落后。

我工作了9年，其中有一半以上的时间是做市场调查的工作。后来我的研究样本只有一个，那就是我女儿。我每天观察这个不会说话的宝宝，她的动作、性格、语言，再和她的医生、康复师聊我洞察和发现的事情。

初入职场时，我的一个导师和我说过，有一些你现在做觉得很没用的事情，说不定未来某一天就会帮到你，那时你回头再看，就会发现那些散落的点竟然连成了线。

从来不曾想过，我职场生涯学到的东西如今竟然都用在了女儿身上。不过从另一个角度看，也许我的这些个人育儿经验对我以后的工作也会有所帮助。

记得小D出生的第一周，我的健康状况算是医院的一件大事。每天都会有妇产科医生来看我，每个人都和我说："You did nothing wrong. It's just bad luck."（你没做错什么，只是运气不好。）

后来很长一段时间我都在问，为什么是我呢？现在回头看，我很感恩，其实我们还是幸运的，如果小D那天没有发出求救信号，我们第二天就出发去别的城市度假了，可能她就不会来到这个世界；如果当初选妇产科医生时没有选这个医生，小D也不会住到最好的新生儿科，遇到那么多优秀的医生护士；如果没有遇到那么多优秀的康复师，小D的进步也不会那么明显。

后来小D开始做康复，一周9次。未来怎么样，我们都不确定。但有一点是肯定的，最坏的已经过去了，我们很感恩有这么一个小生命陪伴。Having a baby is like getting a tattoo on your face.（一个人有没有孩子很容易辨别出来。）有个早产儿更是如此，她彻底改变了我们的人生轨迹。

参与一个小生命的奋斗，让我更惜福。原来呼吸、心跳也不是本来就该存在的，只要活着就是美好的。陪伴一个小生命的成长，让我反省自己的不足，丰富自己的内心。有时我也会怀念曾经那个每天化着妆、踩着高跟鞋全球飞的自己，但每次望着镜子里那个素面朝天的自己，我想这样也许才是脚踏实地过日子吧，至少我比以前强大了，也更有勇气去面对未来任何的未知数。

尽管一直不愿意承认，可我到现在还有创伤后应激障碍。有时小D午睡时间长了，我还是会去看一下她是否有呼吸；曾经国内的朋友得知这件事后过来问候，我总是抗拒回答，因为每说一遍心里还是会痛；带小D出门，别人问她多大，我还是会犹豫该怎么回答……当我选择把这些分享出来时，我终于开始慢慢恢复了。

如果未来有一天我们相遇，我想我会自豪地向你介绍，这是我的女儿小D，她是早产儿，她是个fighter（斗士）！

◆ 将"猪一样的队友"培养成大家眼里的好奶爸

小D的爸爸可以一个人带娃，可以高质量地和女儿互动，也可以自我反思如何做个好爸爸。其实，他有过回家后就看电脑，让他带娃就玩手机或者说肚子痛躲厕所的时候，我们也有过无数的大吵小吵，但重要的是我们最终找到了解决办法，他也愿意改变。

▌那些被抱怨的老公

家里有了小宝宝后，我认识的新手妈妈没有一个不抱怨自己老公的，我也是这样。后来我发现，我们抱怨的根源其实是双方进入角色速度的不匹配。

女人进入母亲这个角色是经过十月怀胎的准备期的，但男人基本上是一夜之间转变的。没有一点点准备，他们就变成了爸爸。女人之前的长期准备加上母性的本能，自然就很容易进入角色。

这使妈妈想当然地觉得爸爸也该具备相当的水平，结果在"爸爸"这个角色里，老公就成了拖后腿的"差生"。

如果只是这样也还好，关键我还有一个心理预期落差，没孩子之前我还是"小公主"，有了孩子后我成了"老妈子"，而且老公不仅不帮忙，还不知道如何疼惜我。

如果你和我一样，骨子里还有那么一点小骄傲："讨来的疼惜我不要，他真的疼惜我就该自觉自发地对我好。"那这无疑就成了摧毁夫妻感情的最后一根稻草。

▌培养奶爸上岗的转机

在经历了无数次自己内心百转千回但爸爸照样呼呼大睡的夜晚，以及无数次自我安慰后，我的生活并没有改变，仍然是大吵、小吵、冷战和抱怨互相交叠着。

直到有一天，当我又在和闺密痛斥老公的罪行时，她幽幽地抛来一句："过不下去就分了呗。""啊，分？那还不至于吧！"这是我当时脱口而出的话。

也就是在这句话说出来的刹那，我突然想明白了，如果没有到真的过不下去的阶段，那要么试图接受，要么试图改变。不然，即使受伤无数，也是无济于事的。

于是，我就开始了培养奶爸上岗之路。

像引导孩子那样教育老公

不得不说，我以前是个急脾气，有了女儿小D后我的脾气改变了。为什么呢？因为对于这样一个听不懂的"小肉球"，我再急也是无济于事的，我可以做的就是静下心来慢慢引导她。

对于老公来说也是一样的，在"爸爸"这个角色里，他就是个小孩，也是需要引导的。

我一开始犯的错误是觉得教他做，还不如我自己做。结果，他什么都不会做，我什么都揽上身，成了一个无解的死循环。

我开始有意识地拆分一些简单的带娃任务给他，洗澡后的抚触也一起做，并且多给予正向引导："哎哟，宝宝那么喜欢爸爸摸啊，你看她对你笑了。"就这样慢慢地"迷惑"他，然后悄无声息地给他加大任务难度，爸爸也学会了换尿布、喂奶、独自带孩子几小时等。

这是个长期投资，一开始我觉得花那些口舌，真的不如自己动手快。但从长期看，这个投资回报率很高。

经过3个多月的引导，最终换来的是我老公一个人独自带孩子一整天都没有问题。

及时的正面强化

只要老公肯做，不管做成什么样，都要表扬。

最有效的表扬一定要具体、及时、强调行动造成的影响。比如，今天老公陪着小D玩了半小时，我就对着女儿说："哇，今天爸爸不玩电脑，陪你玩了那么久，真棒啊！你是不是特别开心啊？"然后对老公说："你看，女儿还是喜欢和你玩啊。女儿就是天生和爸爸亲的。"

这种表扬不仅肯定了爸爸的行为，而且强化了"女儿爱爸爸"这个信息。其实，没有无缘无故的爱，所有的感情都是相处出来的。而男人这方面天生接受度差，所以需要妈妈在一旁不断强化来促进正向互动。

▌不命令，多求助

男人骨子里都是有些英雄主义情结的，他们希望有被需要的感受。当要求老公帮忙时，多从自身感受出发进行求助，而不是用命令语气。

比如，当你希望老公帮忙带宝宝几小时，不要说"你来带一下"，更不要说"你在家待着都不知道过来帮忙看看孩子"，要从自身出发，说"我好累啊，今晚你可不可以起床来喂她晚上那一顿奶"来激发男人的保护欲。

▌可以吵架，但不人身攻击

如果真的觉得沟通不了，夫妻可以吵架，但有个原则：不要冷战，不要进行人身攻击。

这是我总结出的教训。每次压抑很久后爆发，把之前所有的老账都翻出来，结果本来一个小矛盾就升级成了互相人身攻击。后来，我给自己定了一个规则，吵架可以，但每次吵架都着重谈自己的感受，而不是数落对方。

比如，不要说"我天天带娃这么辛苦，你下班回来就玩电脑，没有一点当爸爸的样子"，可以说"你每天下班后就在电脑前一坐，不和我说话，也不和女儿玩，这让我觉得很难受，好像你都不关心我们"。其实，这两个句式表达的是一个意思，但后者是从自身感受出发，不会引起对方反感，而且能让爸爸明白自己的行为对妻子造成的影响是什么。

有的过来人和我说，有孩子后的头两年是婚姻最困难的时期，但这段时期一定会过去的，度过后婚姻就会更加牢固。所以，我想把自己的一些心得分享给所有正在生气和抱怨的妈妈，尝试改变一点点，也许就会不一样。

◆ 超级奶爸炼成记

小D刚出生，大J就已经开始看很多育儿书籍。我那时也不想落后，就也开始关注论坛、阅读书籍。我发现有太多的文章是关于如何调整好妈妈的心态、如何做一个妈妈的，但对"爸爸"这个很重要的角色只字不提，甚至还有某早产妈妈论坛谢绝男士加入。网上还有这么一个段子："妈妈生，外婆带，爸爸回家就上网。"

但我可以很自豪地说，除了会上网以外，我还会做很多事情。虽然我的方法和大J不一样，有些却非常有效。

▎聪明地分担妈妈的工作

由于功能上的缺失，很多重要的工作还是得交给大J，比如喂奶，所以她承担了主要的工作。

小D刚出院回家的那段日子，大J几乎包揽了所有的事情，因为她不放心，觉得我帮不上忙。结果情况变成她越来越忙，我越来越达不到她的标准。

后来，我和大J做了一天日常带娃的价值流分析（这是我工作的专业，区分哪些工作是增值、非必要但增值或非必要）。

我们把从小D起床后一直到喝完最后一顿奶的一天中要做的所有事情都罗列出来，然后一起讨论哪些是大J做的而且对小D来说是增值的（比如给小D读绘本、做康复等），哪些是大J不必要做的但又是必要的工作（比如洗奶瓶、倒尿布桶等），哪些是既不增值也不是必要的（比如重新布置室内环境，减少来回跑动的时间，把需要的东西变得触手可及）。

这样大J每天就有更多时间去关注那些必须由她完成且对小D增值的事情，而我会在每天上班之前和下班回来之后把那些不增值但又必须做的事情完成，来缓解大J每天的压力。

技能1：转变思想。我们的能力不强就通过意愿补，意愿上去了，就更容易进入角色。

▌爸爸日

我每次都会和同事说："孩子出生后，工作日是我的周末，出差是我的假期。"

我相信所有新手父母都会有同感，出差是唯一可以睡个整觉不用早起的日子。

而对于全职妈妈而言每天都是工作日，真的是24×7全年无休。所以，我和大J有个约定：每周末有一天是"爸爸日"。这一整天，大J可以完全不用照顾小D，去过"单身生活"，去跑步、做瑜伽、逛街、约朋友吃饭等。

当然，大J必须接受周末的小D会邋遢一点、辅食会吃得少一点、家里会乱一点。但收获的是一个充完电回来，精神满满、心情超好的大J。妈妈好，宝宝也好，这对小D是更有益的。而从我的角度来看，我也更加体会大J的不容易，同时也有了一段父女亲密时间。

转换角度，其实我不是在带孩子，而是在互相陪伴。

技能2：经过一段完全没有后路的父女时光后，我发现所有我以前觉得无法胜任的事情其实是可以做到的。态度决定能力。

▌陪伴质量远大于陪伴时间

由于工作原因，我时常需要出差，通常每个月会有5～15天不在家。平时即使不出差，我上班回来照顾小D的时间也是有限的。

这曾经给我带来过困扰。有一次我意识到自己连续两周见到小D的时间比康复师还少。每次我看到小D都惊呼她的进步之大，大J在旁边冷冷地说："她好像不是你的孩子一样，你怎么什么都不知道。"

后来我想，既然我陪伴小D的时间有限，那我就尽力在有限时间内更专心地陪她玩、陪她疯。在我出差的时候，我每天在固定的时间里和小D进行视频通话。在这个过程中，我会给小D读她最喜欢的绘本或者给她唱歌，而大J会在屏幕那边陪着小D同步做手势来呼应我。每次可能也就10～15分钟，却是一段特别亲密的家庭时光。

技能3：如果我平时一天就只有1小时陪伴小D，这1小时只占我一天的1/24，但对小D来说那是爸爸陪她的100%。既然这样，我还有什么理由在陪她的时候玩手机、想工作呢？

我有时在想，如果我能够钻到小D的脑子里问她爸爸是什么，我猜小D的答案是：爸爸是个大玩具。

小D每次看到我都会拿起我的手指来回端详，然后冷不丁地放进嘴巴里开啃；她还会含情脉脉地看着我，拿手轻轻摸我的脸，然后突然抢走我的眼镜；或者当我把她高高举起时，她会咯咯大笑，然后一注口水就流到了我的脸上。

我也许永远无法做到和大J一样细致入微地照顾小D，但我时刻明白爸爸在孩子心中有不可替代的作用。我在成为奶爸的路上一直努力着，并且会继续努力。当小D第一次对着我叫"爸爸"时，我深深意识到"超级奶爸"不是个负担，而是一份甜蜜的责任。

◆ 给新手妈妈的秘籍

怀孕时我曾经也信心满满，但当宝宝真的到来后，我发现高估了自己，低估了生活。现在这个信息爆炸的时代，不缺育儿的知识，但缺少教我们怎么做一个妈妈的知识。

▎不要掉入做完美母亲的陷阱

母亲这个角色没有"完美"一说，因此千万不要掉入这个陷阱。争取做"完美"母亲的后果就是害怕出现问题，因为我们会不自觉地把宝宝出现的任何问题都归咎到自己身上。这是一种非常可怕的心态，要么让我们极度焦虑，要么就是想找捷径，遇事就想找"有经验的人"讨教主意。

我们不如把"母亲"这个角色当成一份新的工作，它也是需要熟能生巧的。我们不需要"完美"，但我们需要努力，尽自己的全力就好；犯错了不要怕，总结经验，以后避免就好。

▎相信母亲的直觉，而不是网络

如果要问我在怀孕期间比发胖、孕吐更可怕的是什么，那就是无数教你如何带孩子的信息。而且最可怕的是，我们不知道该相信谁：常常一本书的知识和另一本书是互相矛盾的；明明是一个母亲极力推荐的方法，而另一个母亲却说对自己的孩子没用。

怎么办？是知识错了吗？不是的，那些知识也许都有它存在的合理性，问题是我们本末倒置了。

我们忘记了要解决宝宝的问题，而不应该把各种知识拿来往宝宝身上套；我们忘记了自己才是和宝宝朝夕相处的人，我们比网络上那些素未谋面的人更了解他。

宝宝出现问题后，先不要上网求救，而是静下心来问问自己，通过对宝宝的观察，自己觉得孩子怎么了。其实，我们是可以找到大部分问题的答案的，而那些网络资源都只能起到辅助作用。

更加可贵的是，当你尝试这么做的时候，你也在慢慢锻炼自己的独立思考能力。这是解决"妈妈焦虑症"的最好方法。

记住，看了那么多育儿书籍和网络信息，不是为了让自己更焦虑，而是为了帮助我们建立一套个性化的育儿理念。

▎不要忘记丈夫

刚刚当了母亲后，我们太容易忽略自己的丈夫了。

宝宝出生后的最初几周甚至几个月，你需要经历无数个不眠之夜、频繁的喂奶、自己的产后恢复，以及平衡上班和带娃的时间……最容易被挤压的就是你和老公之间的沟通相处时间。

每天尽可能找机会一起吃一顿饭，说点除育儿外的话题；临睡前互道一声"辛苦了，晚安"；需要老公帮忙，直接提出来，而不要打哑谜。

这些其实都不难，但当初没人提醒我。所以，我特别想说，我们不应该因为宝宝的到来而重新规划生活秩序，而应该让宝宝融入我们现有的生活。

▍不要忘记自己

每天花点时间给自己实在是太重要了。一定要给自己设定一个目标，每天要洗澡洗脸、穿干净的衣服，并按时吃三餐，准备一些健康营养的零食。

当初我也没想到，以前那么爱美的自己，刚有孩子的几个月竟然可以几天不洗脸、不洗头。于是，在不知不觉之中，我就把自己丢了，幸好现在慢慢找回自我了。

如果可以重新来过，我会对每个新手妈妈说这条建议。从宝宝出生的头3个月就要有这样的意识，从简单的事情做起，建立这样的习惯。永远不要说等宝宝大一点就好了，改变不如就从现在开始。

◆ 育儿干货

如果你耐心地读完前面的内容，那你就会知道，接下来的内容适合小D，但不一定适合你的宝宝。我希望这些内容至少可以给你一个方向，使你摸索出自己的方法。

▍学会读懂宝宝的哭声

如果宝宝出生后的前3个月你可以解决这件事，那你基本上就是一个合格的家长了。

很多新手妈妈都担心宝宝哭，不知道怎么让他不哭。不如换个角度看这个问题。宝宝生命最初的几周一直哭就是在给父母机会，让我们学会如何读懂他们的哭声，因为他们只能通过哭声和肢体语言来沟通。

最初的几周，面对宝宝的哭泣，父母们一定不要慌张，把哭当作和宝宝沟通的机会。慢慢地，你就会发现，宝宝哭声的含义是不同的。经过几周的磨合，你就可以及时回应宝宝的需求，而不会束手无策。

▎睡眠篇

分床睡，不奶睡

睡觉对于新生儿来说是一种需要学习的技能。作为父母，我们需要做的就是从一开始就帮助他们建立一个好的习惯：分床睡，不奶睡。

很多新手妈妈为了自己方便，常常抱着宝宝一起躺着入睡，半夜宝宝醒了就直接塞乳头。但长期把睡和吃联系在一起，宝宝就永远无法学会独自入睡，最终导致宝宝很大了还会夜醒，还要喂好几次夜奶。

现在喂夜奶的苦，都是当初偷懒的结果！

打襁褓，白噪声

小月龄宝宝惊跳反射（摩罗反射）还存在，容易出现睡眠浅的情况。

襁褓可以使宝宝感觉自己在妈妈的子宫里被包裹着，从而睡得更加安心。宝宝的襁褓一定要上紧下松，每次包好需要检查宝宝的腿是否可以活动，能否有空间形成"青蛙腿"，这样才能避免损伤髋关节。

子宫里的环境其实是很嘈杂的。很多人误以为家里一定要寂静无声，宝宝才能入睡。其实恰恰相反，太过安静的环境反而会让宝宝无法入睡。

对于小宝宝来说，可以放一些白噪声来帮助他们入睡。

▌喂养篇

母乳喂养还是奶粉喂养没那么重要

首先，我想让你知道，母乳喂养不是"含上就有"这么简单。母乳喂养需要一段时间的磨合，你和宝宝才能都学会这项技能。这段时间有时不只是几天，有可能是好几周。

因此，你可能需要帮助。如果觉得困难就找专业人士帮助，掌握正确的喂奶姿势，也让宝宝掌握正确的衔乳方式。

同时，你要做好心理准备，不让外界那些"有奶没奶"的问题成为压垮你的最后一根稻草。相信我，人类是最高级的哺乳动物，母乳喂养是本能！

如果你无法实现母乳喂养也很正常。千万不要就此认为自己是个失败的妈妈。

不管是母乳喂养还是奶粉喂养，你的宝宝都会健康漂亮。不要让其他人左右你的决定。你要清楚地知道自己不是失败的妈妈，也没有任何人可以否定这一点。

有规律的按需喂养

对于小月龄宝宝到底按时还是按需喂养，各家的说法都不太一样。

我自己的心得是按需喂养，但需要逐渐建立规律。小D小的时候吃完奶后基本上没有多少清醒的时间，我都是抱着她拍拍嗝，轻轻唱唱歌。但我不会马上哄睡，而是让她形成吃和睡是分开的习惯，这对今后的规律作息大有益处。

吃没吃饱看纸尿裤

很多新手妈妈最容易焦虑的问题就是宝宝有没有吃饱。

宝宝吃没吃饱，最简单的判断方式就是看纸尿裤。新生儿每天保证更换6块以上的纸尿裤就说明他摄入的奶量是足够的。

一定会有妈妈问，什么叫6块纸尿裤，是满满的还是只有一泡尿啊？这里的纸尿裤指我们换的频次，正常情况下我们都会等宝宝尿了3～4次后换一块（有些纸尿裤会有蓝线指示）。

▌日常护理篇

不要太纠结宝宝的大便

宝宝的肠胃功能还在不断发育中，所以不要拿成人的标准来判断宝宝的大便。新生儿一天几次或者几天一次大便都是正常的；黄色、墨绿色或者棕色的大便也都是正常的。只要宝宝能吃能睡，排便没有痛苦，醒着精神好，就说明他没有问题。

少抱多趴

从出生起，宝宝就要习惯趴，不要被一直抱着。

趴着不仅可以促进宝宝的大运动发展，对很多新生儿容易出现的肠胃问题（比如胀气、便秘等）也会起到缓解作用。

当妈妈是一场马拉松，我们不需要成为一个遇到任何问题都能解决的育儿达人，但我们要有平和的心态、独立的思考能力和健康的夫妻关系。有这些作为基础，遇到再多的问题，我们也能游刃有余地解决。

父母情绪

8

◆ 宝宝早产真的不是妈妈的问题 [1]

扫一扫，看视频

　　早产发生以后，很多爸爸妈妈，尤其是妈妈，都觉得是因为自己才造成宝宝早产。尽管目前医学上发现一些与早产相关的因素，但并不能说这些因素一定会导致早产，而排除它们就一定不会发生早产。

　　换句话说，绝大部分早产都是概率事件，而不是谁的错导致的。

　　可是，很多妈妈会说："我就是忍不住觉得是自己的错。"

　　为什么会这样呢?

　　因为爱!

　　孕育生命本身就是爱的流动，尤其妈妈能感受到宝宝一点点长大，从胎动到互动……孩子让妈妈感受到爱、希望和对未来的憧憬。

　　早产的发生扰乱了生活的节奏，打破了这份美好期待。不仅如此，早产宝宝出生后，尤其小胎龄、低体重宝宝，会面临各种各样的生存挑战。

　　这时候，对孩子天然的爱让妈妈产生自责的情绪，认为保护好孩子是母亲的天职，但是自己没做好，让孩子受了很多的罪……妈妈开始一遍一遍回忆，不放过任何细枝末节，寻找原因，对号入座，"证明"是自己的问题才造成了宝宝的早产。

　　宝宝遇到的问题越大，妈妈的愧疚感越重、越自责。

　　这是很多早产妈妈曾经的状态，如果你也是这样，就要告诉自己所面

1　本文部分内容参考清华大学积极心理学指导师唐艳访谈。

临的状况是正常的，你只需找到正确的对宝宝表达爱和责任的方式。

◆ 妈妈疏解情绪的方式

▌宣泄

对于宝宝早产，你觉得愧疚和自责，这是正常的。在自己有负面情绪的时候，没有必要欺骗自己，用"我不愧疚""我不自责""我不害怕"等词语来麻痹自己。情绪是没办法压抑的，自我欺骗只会让负面情绪越积越深，最后可能一点风吹草动都会让你崩溃。

最好的办法就是把情绪宣泄出去。

吵架是百害而无一利的方法，既无法解决问题，又增加新的矛盾。

你可以哭，但注意适可而止。如果你的身体还没能从生产中完全恢复，长时间哭可能会对子宫等器官造成伤害。如果你用母乳喂养宝宝，长时间的哭泣也可能会影响奶量。

倾诉是一个好办法。找到属于你的支持力量，说出你的困扰。这个力量最好来自你的家人、你的爱人。家人的陪伴和支持会给你无穷的勇气和信心。

如果你的家人也不知道该怎么办，没有能力帮到你，你可以找有相似经历的早产儿家长倾诉。

比起和自己宝宝年龄相似的早产儿家长，咨询宝宝已经1周岁以上的家长可能更合适。因为你正在经历的大部分情况，宝宝大一些的家长都经历过，所以不仅能理解你的想法和困难，而且对于你正面临的问题往往有解决的办法。一般情况下，你可以从这些家长身上获得经验和动力。如果你暂时还不想和陌生人聊天，那可以做一些自己喜欢做的事情，让自己的身心暂时放松一下。

记住，如果你觉得自己的情绪不对，不要压抑，要找到属于你的支持系统，把情绪宣泄出去。

▌接纳

接纳指接受宝宝早产、自己成为早产儿家长这件事。这句话看起来很奇怪，孩子早产了，自己当然接受这件事了，不然还能怎么办呢？

但是，如果你觉得孩子已经这样了，就自暴自弃或者自怨自艾，这不叫接纳；或者你不顾自己、不管家人，全身心只为宝宝做事，这不叫接纳；又或者你想尽一切办法只为了让宝宝看起来和足月儿一样，这也不叫接纳。

接纳是一个过程。当你接纳自己是个早产儿的家长的时候，你会更加理智，可以用积极有效的方式对待自己、家人和宝宝。

你要积极学习、用科学的方法养育孩子、接受孩子未来可能面临的困难、积极乐观地陪伴孩子、坦然接受自己的孩子和别的孩子看起来不一样……更重要的是，你要爱自己，要努力在育儿的同时做更好的自己。

接纳不是一件容易的事情，没有什么现成的方法，并不是嘴上说一说就可以完成，而是需要自己不断学习、探索和调整。

接纳是一条自我成长之路。当你真的学会接纳时，你可以更加从容、理性地面对各种困难。你依然可能会有各种情绪，但情绪过后，你会重新运用自己的理智去应对生活的挑战。突然有一天，当你回忆过去种种的时候，会发现自己在不知不觉中，已经变得超乎想象的强大。

常见问题

Q | 我对宝宝没感情正常吗？

A | 非常正常。宝宝从出生后就直接被送去了NICU，你可能直到出院时才第一次见到宝宝、抱宝宝，当父母的体验对你来说太少了。

对于宝宝，你或许觉得自己根本没有别人说的那种自然而然的"父爱"或"母爱"。你觉得自己对宝宝没有感情是很正常的，并不是因为你冷酷无情，你不必为此自责。

接纳这份感觉，不要刻意排斥，应该思考为什么会这样。宝宝出院后，多进行袋鼠抱、抚触。慢慢地，孩子会对你笑、和你互动，让你找回父母对孩子天然的爱。

Q | 宝宝出院回家了，我为什么高兴不起来？

A | 宝宝终于出院回家了，这是件值得庆祝的事情。大家也理所当然地认为，宝宝的父母应该非常高兴才对。

但有一些父母并没有欣喜的感觉，甚至宝宝回家一周或者一个月以后，都完全没有快乐或者激动的感觉。

面对这种情况，有一些家长本来就因为对宝宝的早产心怀愧疚，于是开始怀疑自己是不是出了问题，是不是太过冷漠，对宝宝的感情是不是有问题。

但真正的原因不是这些。

你的宝宝刚刚脱离生命危险，和同月龄的足月儿相比还有差距，无论是宝宝住院的时候还是出院回家以后，你都承受着很大的痛苦和压力。这样的痛苦和压力抑制了你的幸福感。

另外，照顾新生儿很辛苦，即便是健康的足月儿，养育过程也会让父母筋疲力尽，压力重重，这样的感受同样会削弱他们初为父母的幸福感。而照顾一个早产儿更是艰辛，你没有幸福感，感觉不到自己对宝宝的爱，并不是你出了问题，而是宝宝出生后经历的种种困难让你的身体和心理都受到极大的挑战，你的愉悦感和幸福感因此被吞噬了。

但幸运的是，大多情况下，这些负面情绪都会随着时间的推移而消失。有研究显示，等宝宝到了矫正月龄1周岁时，大多数早产儿父母都已经变得心态平和，只有少数还需要时间继续调整心态。等宝宝到了2周岁，绝大多数早产儿父母的情绪和足月儿家长没有差别。

不过，家长需要注意产后抑郁对生活的影响。产后抑郁不仅妈妈会有，爸爸同样会有，所以如果发现自己或者家人有抑郁表现，一定要尽快干预。可以找有养育早产儿经历的家长聊聊，或找心理咨询师干预，也可以去医院精神科就诊。

Q ｜ 我总是想哭怎么办？

A ｜ 孩子的早产带给家庭的冲击是巨大的，尤其那些情况比较危急的宝宝，妈妈感到难过想哭是非常正常的情绪。

想哭的时候哭一下或找你的伴侣、值得信赖的朋友倾诉一下都是发泄情绪的方法。

如果你没有做好准备和别人分享自己的情绪，或者觉得自己没有人可以倾诉，那么可以试着记日记，找一个健康的途径让情绪得到发泄。

但如果发现自己想哭的频率增加，甚至出现伤害自己、伤害孩子的想法，那么一定记得及时寻找心理咨询师的帮助，这可能是抑郁症的表现。

Q ｜ 我只想一个人带宝宝，谁都不让碰，正常吗？

A ｜ 正常。宝宝住院期间，别说抱宝宝，就是看宝宝可能都很困难。现在宝宝终于回家了，你一分钟都不想和宝宝分开；除了和宝宝在一起，你不想做任何事情。有这样的想法是正常的，因为在你的潜意识里，迫切想弥补宝宝住院期间失去的亲子时光。

你现在的这种想法是短暂的。有研究显示，宝宝出院回家第一周，早产儿父母的焦虑和抑郁情绪会达到顶峰，从第二周开始逐渐下降。大部分早产儿父母在宝宝1岁左右，情绪和足月儿父母没有差别。

尽管你现在想全身心投入到照顾宝宝中，但是需要注意，早产宝宝没有办法应对过度刺激。

早产宝宝更加敏感，刚出院回家看上去反应比较迟钝。但如果宝宝没有准备好，你就急切想和宝宝互动，希望宝宝对你的行为作出反应，反而可能会吓到宝宝。宝宝为了保护自己，说不定会更加冷漠，从而让你感到失望和沮丧。如果你因此更加急切地和宝宝互动，那将进入一个糟糕的恶性循环，对宝宝和你自己都不利。

不过度刺激宝宝的方法就是理解宝宝发出不同信号的意思，遵从宝宝的意愿。

如果你想当然地认为自己的宝宝很脆弱，需要更多的刺激和帮助才能和足月宝宝一样灵活，如果你认为自己多给宝宝喂一点奶，宝宝就能尽快长得和其他足月儿一样胖，那么你的想法会影响养育宝宝的方式。

如果你在宝宝没有准备好的时候就开始和宝宝互动，宝宝可能会更加孤僻；如果宝宝已经吃饱了，你还强行多喂一点，宝宝未来的患病风险会变大。

所以，有过度保护宝宝的欲望是正常的，但要学着调整，多和自己的伴侣聊聊心情和感受，让你的伴侣理解你、支持你。如果你有大一些的孩子，要确保大孩子能得到家里其他成员足够的关心和照顾。

经过一段时间调整后，你就能更加平和地看待自己的早产宝宝，和家人朋友也能正常互动交流，让生活逐渐回归正轨。

如果你的想法一直很极端，没有消退的趋势，那么建议尽快找心理医生干预。

Q | 我想带宝宝去康复，但是家里人不同意，说我在虐待孩子，我该怎么办？

A | 首先，并不是所有早产儿都需要康复。你需要带着孩子到康复科找专业人士评估。早产儿出院后，建议尽快进行肌张力评估或者神经科检查，确认是否存在肌张力异常，有无必要进行康复治疗。

如果的确需要康复治疗，那么用医生的诊断劝说家人理解这件事。

如果不需要康复治疗，也没必要因为自己的担心而强迫进行。其实，在家也可以进行运动干预。多让孩子练习趴，适当根据孩子的发育节奏引导大运动和精细运动的锻炼。

早产儿父母因为对宝宝怀有内疚或者担心之情，容易对外界评价产生应激反应，觉得别人都不懂自己，都和自己对着干。因此在日常生活中，父母需要有这份觉察力，在愤怒之前按下暂停键，心平气和地想一想别人"反对"的背后究竟代表了什么。

养育早产儿是一条很艰辛的道路，而父母稳定的情绪状态是通过这条路的关键。

儿童生长曲线图

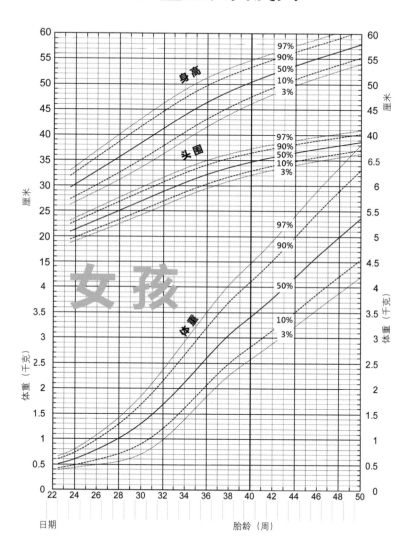

Fenton 早产儿生长曲线图（女孩）

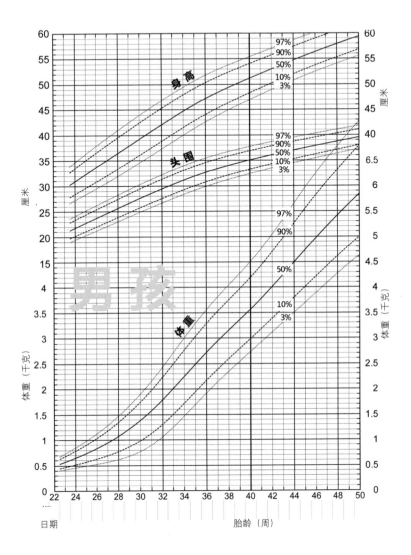

Fenton 早产儿生长曲线图（男孩）

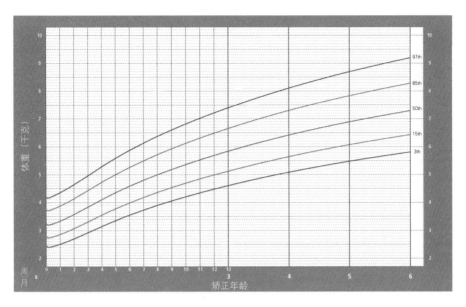

0～6个月体重生长曲线图（女孩）

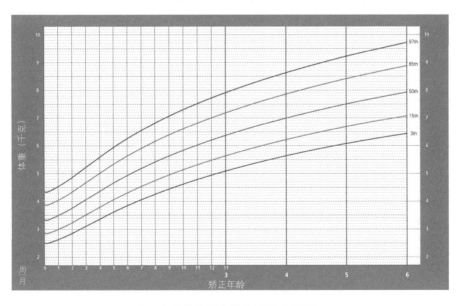

0～6个月体重生长曲线图（男孩）

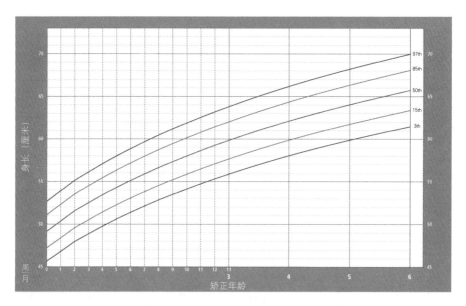

0～6个月身长生长曲线图（女孩）

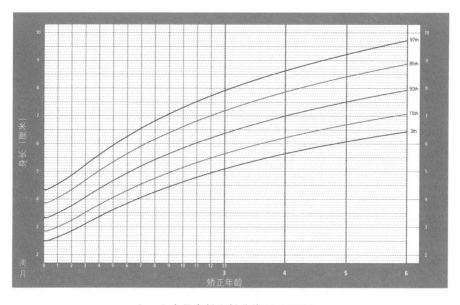

0～6个月身长生长曲线图（男孩）

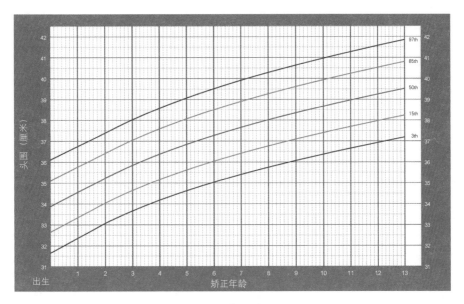

0～13周头围生长曲线图（女孩）

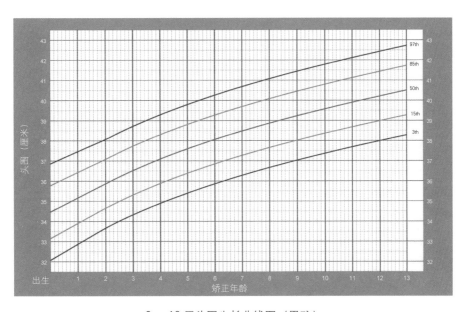

0～13周头围生长曲线图（男孩）

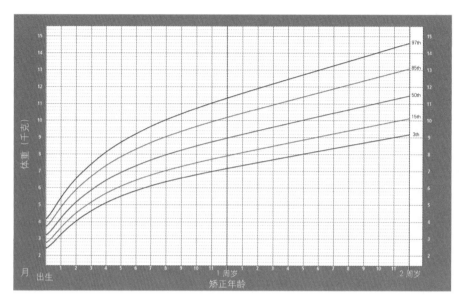

0～2周岁体重生长曲线图（女孩）

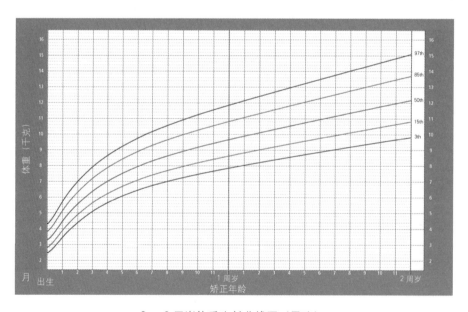

0～2周岁体重生长曲线图（男孩）

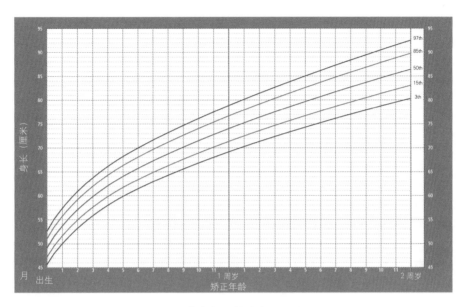

0～2周岁身长生长曲线图（女孩）

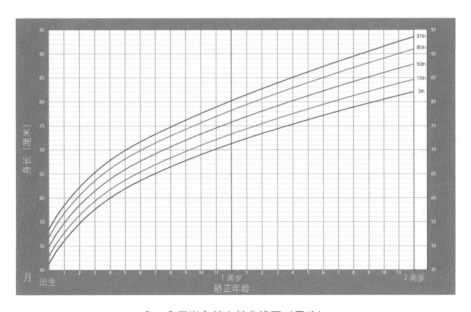

0～2周岁身长生长曲线图（男孩）

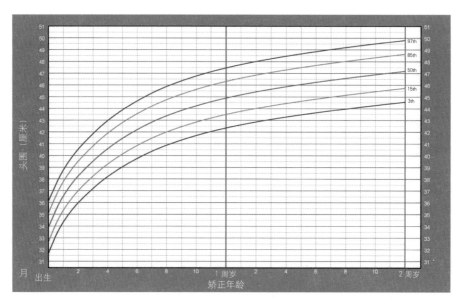

0～2周岁头围生长曲线图（女孩）

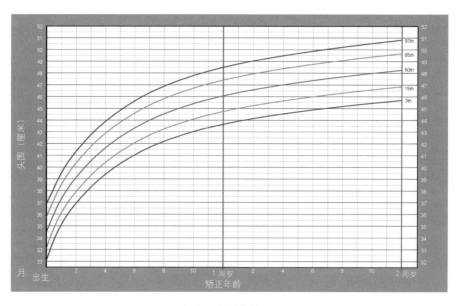

0～2周岁头围生长曲线图（男孩）

附录 2

国家免疫规划疫苗儿童免疫程序说明
（2021年版）

第一部分　一般原则

一、接种年龄

（一）接种起始年龄：免疫程序表所列各疫苗剂次的接种时间，是指可以接种该剂次疫苗的最小年龄。

（二）儿童年龄达到相应剂次疫苗的接种年龄时，应尽早接种，建议在下述推荐的年龄之前完成国家免疫规划疫苗相应剂次的接种：

1.乙肝疫苗第1剂：出生后24小时内完成。

2.卡介苗：小于3月龄完成。

3.乙肝疫苗第3剂、脊灰疫苗第3剂、百白破疫苗第3剂、麻腮风疫苗第1剂、乙脑减毒活疫苗第1剂或乙脑灭活疫苗第2剂：小于12月龄完成。

4.A群流脑多糖疫苗第2剂：小于18月龄完成。

5.麻腮风疫苗第2剂、甲肝减毒活疫苗或甲肝灭活疫苗第1剂、百白破疫苗第4剂：小于24月龄完成。

6.乙脑减毒活疫苗第2剂或乙脑灭活疫苗第3剂、甲肝灭活疫苗第2剂：小于3周岁完成。

7.A群C群流脑多糖疫苗第1剂：小于4周岁完成。

8.脊灰疫苗第4剂：小于5周岁完成。

9.白破疫苗、A群C群流脑多糖疫苗第2剂、乙脑灭活疫苗第4剂：小于7周岁完成。

如果儿童未按照上述推荐的年龄及时完成接种，应根据补种通用原则和每种疫苗的具体补种要求尽早进行补种。

二、接种部位

疫苗接种途径通常为口服、肌内注射、皮下注射和皮内注射，具体见第二部分"每种疫苗的使用说明"。注射部位通常为上臂外侧三角肌处和大腿前外侧中部。当多种疫苗同时注射接种（包括肌内、皮下和皮内注射）时，可在左右上臂、左右大腿分别接种，卡介苗选择上臂。

三、同时接种原则

（一）不同疫苗同时接种：两种及以上注射类疫苗应在不同部位接种。严禁将两种或多种疫苗混合吸入同一支注射器内接种。

（二）现阶段的国家免疫规划疫苗均可按照免疫程序或补种原则同时接种。

（三）不同疫苗接种间隔：两种及以上注射类减毒活疫苗如果未同时接种，应间隔不小于28天进行接种。国家免疫规划使用的灭活疫苗和口服类减毒活疫苗，如果与其他灭活疫苗、注射或口服类减毒活疫苗未同时接种，对接种间隔不做限制。

四、补种通用原则

未按照推荐年龄完成国家免疫规划规定剂次接种的小于18周岁人群，在补种时掌握以下原则：

（一）应尽早进行补种，尽快完成全程接种，优先保证国家免疫规划疫苗的全程接种。

（二）只需补种未完成的剂次，无需重新开始全程接种。

（三）当遇到无法使用同一厂家同种疫苗完成接种程序时，可使用不同厂家的同种疫苗完成后续接种。

（四）具体补种建议详见第二部分"每种疫苗的使用说明"中各疫苗

的补种原则部分。

五、流行季节疫苗接种

国家免疫规划使用的疫苗都可以按照免疫程序和预防接种方案的要求，全年（包括流行季节）开展常规接种，或根据需要开展补充免疫和应急接种。

第二部分 每种疫苗的使用说明

一、重组乙型肝炎疫苗（乙肝疫苗，HepB）

（一）免疫程序与接种方法

1.接种对象及剂次：按"0-1-6个月"程序共接种3剂次，其中第1剂在新生儿出生后24小时内接种，第2剂在1月龄时接种，第3剂在6月龄时接种。

2.接种途径：肌内注射。

3.接种剂量：①重组（酵母）HepB:每剂次10μg，无论产妇乙肝病毒表面抗原（HBsAg）阳性或阴性，新生儿均接种10μg的HepB。②重组 [中国仓鼠卵巢（CHO）细胞] HepB:每剂次10μg或20μg,HBsAg阴性产妇所生新生儿接种10μg的HepB，HBsAg阳性产妇所生新生儿接种20μg的HepB。

（二）其他事项

1.在医院分娩的新生儿由出生的医院接种第1剂HepB,由辖区接种单位完成后续剂次接种。未在医院分娩的新生儿由辖区接种单位全程接种HepB。

2.HBsAg阳性产妇所生新生儿，可按医嘱肌内注射100国际单位乙肝免疫球蛋白（HBIG），同时在不同（肢体）部位接种第1剂HepB。HepB、HBIG和卡介苗（BCG）可在不同部位同时接种。

3.HBsAg阳性或不详产妇所生新生儿建议在出生后12小时内尽早接种第1剂HepB；HBsAg阳性或不详产妇所生新生儿体重小于2000g者，也应在出生后尽早接种第1剂HepB，并在婴儿满1月龄、2月龄、7月龄时按程序再完成3剂次HepB接种。

4.危重症新生儿，如极低出生体重儿（出生体重小于1500g者）、严重出生缺陷、重度窒息、呼吸窘迫综合征等，应在生命体征平稳后尽早接种第1剂HepB。

5.母亲为HBsAg阳性的儿童接种最后一剂HepB后1-2个月进行HBsAg和乙肝病毒表面抗体（抗-HBs)检测，若发现HBsAg阴性、抗-HBs阴性或小于lOmIU/ml,可再按程序免费接种3剂次HepB。

（三）补种原则

1.若出生24小时内未及时接种，应尽早接种。

2.对于未完成全程免疫程序者，需尽早补种，补齐未接种剂次。

3.第2剂与第1剂间隔应不小于28天，第3剂与第2剂间隔应不小于60天，第3剂与第1剂间隔应不小于4个月。

二、皮内注射用卡介苗（卡介苗，BCG）

（一）免疫程序与接种方法

1.接种对象及剂次：出生时接种1剂。

2.接种途径：皮内注射。

3.接种剂量：0.1ml。

（二）其他事项

1.严禁皮下或肌内注射。

2.早产儿胎龄大于31孕周且医学评估稳定后，可以接种BCG。胎龄小于或等于31孕周的早产儿，医学评估稳定后可在出院前接种。

3.与免疫球蛋白接种间隔不做特别限制。

（三）补种原则

1.未接种BCG的小于3月龄儿童可直接补种。

2.3月龄-3岁儿童对结核菌素纯蛋白衍生物(TB-PPD)或卡介菌蛋白衍生物(BCG-PPD)试验阴性者，应予补种。

3.大于或等于4岁儿童不予补种。

4.已接种BCG的儿童，即使卡痕未形成也不再予以补种。

三、脊髓灰质炎（脊灰）灭活疫苗(IPV)、二价脊灰减毒活疫苗（脊灰减毒活疫苗，bOPV）

（一）免疫程序与接种方法

1.接种对象及剂次：共接种4剂，其中2月龄、3月龄各接种1剂IPV,4月龄、4周岁各接种1剂bOPV。

2.接种途径：

IPV：肌内注射。

bOPV：口服。

3.接种剂量：

IPV：0.5ml。

bOPV：糖丸剂型每次1粒；液体剂型每次2滴（约0.1ml）。

（二）其他事项

1.如果儿童已按疫苗说明书接种过IPV或含IPV成分的联合疫苗，可视为完成相应剂次的脊灰疫苗接种。如儿童已按免疫程序完成4剂次含IPV成分疫苗接种，则4岁无需再接种bOPV。

2.以下人群建议按照说明书全程使用IPV:原发性免疫缺陷、胸腺疾病、HIV感染、正在接受化疗的恶性肿瘤、近期接受造血干细胞移植、正在使用具有免疫抑制或免疫调节作用的药物（例如大剂量全身皮质类固醇激素、烷化剂、抗代谢药物、TNF-α抑制剂、IL-1阻滞剂或其他免疫细胞靶向单克隆抗体治疗）、目前或近期曾接受免疫细胞靶向放射治疗。

（三）补种原则

1.小于4岁儿童未达到3剂（含补充免疫等），应补种完成3剂；大于或等于4岁儿童未达到4剂（含补充免疫等），应补种完成4剂。补种时遵循先IPV后bOPV的原则。两剂次间隔不小于28天。对于补种后满4剂次脊灰疫苗接种的儿童，可视为完成脊灰疫苗全程免疫。

2.既往已有三价脊灰减毒活疫苗(tOPV)免疫史（无论剂次数）的迟种、漏种儿童，用bOPV补种即可，不再补种IPV。既往无tOPV免疫史的儿童，2019年10月1日（早于该时间已实施2剂IPV免疫程序的省份，可根据具体实施日期确定）之前出生的补齐1剂IPV,2019年10月1日之后出生的补齐2剂IPV。

四、吸附无细胞百白破联合疫苗（百白破疫苗，DTaP）、吸附白喉破伤风联合疫苗（白破疫苗，DT）

（一）免疫程序与接种方法

1.接种对象及剂次：共接种5剂次，其中3月龄、4月龄、5月龄、18月龄各接种1剂DTaP,6周岁接种1剂DT。

2.接种途径：肌内注射。

3.接种剂量：0.5ml。

（二）其他事项

1.如儿童已按疫苗说明书接种含百白破疫苗成分的其他联合疫苗，可视为完成相应剂次的DTaP接种。

2.根据接种时的年龄选择疫苗种类，3月龄-5周岁使用DTaP,6-11周岁使用儿童型DT。

（三）补种原则

1.3月龄-5周岁未完成DTaP规定剂次的儿童，需补种未完成的剂次，前3剂每剂间隔不小于28天，第4剂与第3剂间隔不小于6个月。

2.大于或等于6周岁儿童补种参考以下原则：

(1)接种DTaP和DT累计小于3剂的，用DT补齐3剂，第2剂与第1剂间隔1-2月，第3剂与第2剂间隔6-12个月。

(2)DTaP和DT累计大于或等于3剂的，若已接种至少1剂DT,则无需补种；若仅接种了3剂DTaP,则接种1剂DT,DT与第3剂DTaP间隔不小于6个月；若接种了4剂DTaP,但满7周岁时未接种DT,则补种1剂DT,DT与第4剂DTaP间隔不小于12个月。

五、麻疹腮腺炎风疹联合减毒活疫苗（麻腮风疫苗，MMR）

（一）免疫程序与接种方法

1.接种对象及剂次：共接种2剂次，8月龄、18月龄各接种1剂。

2.接种途径：皮下注射。

3.接种剂量：0.5ml。

（二）其他事项

1.如需接种包括MMR在内多种疫苗，但无法同时完成接种时，应优先接种MMR疫苗。

2.注射免疫球蛋白者应间隔不小于3个月接种MMR,接种MMR后2周内避免使用免疫球蛋白。

3.当针对麻疹疫情开展应急接种时，可根据疫情流行病学特征考虑对疫情波及范围内的6-7月龄儿童接种1剂含麻疹成分疫苗，但不计入常规免疫剂次。

（三）补种原则

1.自2020年6月1日起，2019年10月1日及以后出生儿童未按程序完成2剂MMR接种的，使用MMR补齐。

2.2007年扩免后至2019年9月30日出生的儿童，应至少接种2剂含麻疹成分疫苗、1剂含风疹成分疫苗和1剂含腮腺炎成分疫苗，对不足上述剂次者，使用MMR补齐。

3.2007年扩免前出生的小于18周岁人群，如未完成2剂含麻疹成分的疫苗接种，使用MMR补齐。

4.如果需补种两剂MMR,接种间隔应不小于28天。

六、乙型脑炎减毒活疫苗（乙脑减毒活疫苗，JE–L）

（一）免疫程序与接种方法

1.接种对象及剂次：共接种2剂次。8月龄、2周岁各接种1剂。

2.接种途径：皮下注射。

3.接种剂量：0.5ml。

（二）其他事项

1.青海、新疆和西藏地区无乙脑疫苗免疫史的居民迁居其他省份或在乙脑流行季节前往其他省份旅行时，建议接种1剂JE-L。

2.注射免疫球蛋白者应间隔不小于3个月接种JE-L。

（三）补种原则

乙脑疫苗纳入免疫规划后出生且未接种乙脑疫苗的适龄儿童，如果使用JE-L进行补种，应补齐2剂，接种间隔不小于12个月。

七、乙型脑炎灭活疫苗（乙脑灭活疫苗，JE–I）

（一）免疫程序与接种方法

1.接种对象及剂次：共接种4剂次。8月龄接种2剂，间隔7-10天；2周岁和6周岁各接种1剂。

2.接种途径：肌内注射。

3.接种剂量：0.5ml。

（二）其他事项

注射免疫球蛋白者应间隔不小于1个月接种JE-I。

（三）补种原则

乙脑疫苗纳入免疫规划后出生且未接种乙脑疫苗的适龄儿童，如果使用JE-I进行补种，应补齐4剂，第1剂与第2剂接种间隔为7-10天，第2剂与第3剂接种间隔为1-12个月，第3剂与第4剂接种间隔不小于3年。

八、A群脑膜炎球菌多糖疫苗(A群流脑多糖疫苗，MPSV-A)、A群C群脑膜炎球菌多糖疫苗(A群C群流脑多糖疫苗，MPSV-AC)

（一）免疫程序与接种方法

1.接种对象及剂次：MPSV-A接种2剂次，6月龄、9月龄各接种1剂。MPSV-AC接种2剂次，3周岁、6周岁各接种1剂。

2.接种途径：皮下注射。

3.接种剂量：0.5ml。

（二）其他事项

1.两剂次MPSV-A间隔不小于3个月。

2.第1剂MPSV-AC与第2剂MPSV-A,间隔不小于12个月。

3.两剂次MPSV-AC间隔不小于3年，3年内避免重复接种。

4.当针对流脑疫情开展应急接种时，应根据引起疫情的菌群和流行病学特征，选择相应种类流脑疫苗。

5.对于小于24月龄儿童，如已按流脑结合疫苗说明书接种了规定的剂次，可视为完成MPSV-A接种剂次。

6.如儿童3周岁和6周岁时已接种含A群和C群流脑疫苗成分的疫苗，可视为完成相应剂次的MPSV-AC接种。

（三）补种原则

流脑疫苗纳入免疫规划后出生的适龄儿童，如未接种流脑疫苗或未完成规定剂次，根据补种时的年龄选择流脑疫苗的种类：

1.小于24月龄儿童补齐MPSV-A剂次。大于或等于24月龄儿童不再补种或接种MPSV-A,仍需完成两剂次MPSV-AC。

2.大于或等于24月龄儿童如未接种过MPSV-A,可在3周岁前尽早接种MPSV-AC；如已接种过1剂次MPSV-A,间隔不小于3个月尽早接种MPSV-AC。

3.补种剂次间隔参照本疫苗其他事项要求执行。

九、甲型肝炎减毒活疫苗（甲肝减毒活疫苗，HepA-L）

（一）免疫程序与接种方法

1.接种对象及剂次：18月龄接种1剂。

2.接种途径：皮下注射。

3.接种剂量：0.5ml或1.0ml,按照相应疫苗说明书使用。

（二）其他事项

1.如果接种2剂次及以上含甲型肝炎灭活疫苗成分的疫苗，可视为完成甲肝疫苗免疫程序。

2.注射免疫球蛋白后应间隔不小于3个月接种HepA-L。

（三）补种原则

甲肝疫苗纳入免疫规划后出生且未接种甲肝疫苗的适龄儿童，如果使用HepA-L进行补种，补种1剂HepA-L。

十、甲型肝炎灭活疫苗（甲肝灭活疫苗，HepA-I）

（一）免疫程序与接种方法

1.接种对象及剂次：共接种2剂次，18月龄和24月龄各接种1剂。

2.接种途径：肌内注射。

3.接种剂量：0.5ml。

（二）其他事项

如果接种2剂次及以上含HepA-I成分的联合疫苗，可视为完成HepA-I免疫程序。

（三）补种原则

1.甲肝疫苗纳入免疫规划后出生且未接种甲肝疫苗的适龄儿童，如果使用HepA-I进行补种，应补齐2剂HepA-I,接种间隔不小于6个月。

2.如已接种过1剂次HepA-I,但无条件接种第2剂HepA-I时，可接种1剂HepA-L完成补种，间隔不小于6个月。

第三部分 常见特殊健康状态儿童接种

一、早产儿与低出生体重儿

早产儿（胎龄小于37周）和／或低出生体重儿（出生体重小于2500g)如医学评估稳定并且处于持续恢复状态（无需持续治疗的严重感染、代谢性疾病、急性肾脏疾病、肝脏疾病、心血管疾病、神经和呼吸道疾病），按照出生后实际月龄接种疫苗。卡介苗接种详见第二部分"每种疫苗的使用说明"。

二、过敏

所谓"过敏性体质"不是疫苗接种的禁忌证。对已知疫苗成分严重过敏或既往因接种疫苗发生喉头水肿、过敏性休克及其他全身性严重过敏反应的，禁忌继续接种同种疫苗。

三、人类免疫缺陷病毒(HIV) 感染母亲所生儿童

对于HIV感染母亲所生儿童的HIV感染状况分3种：（1）HIV感染儿童；（2）HIV感染状况不详儿童；（3）HIV未感染儿童。由医疗机构出具儿童是否为HIV感染、是否出现症状或是否有免疫抑制的诊断。HIV感染母亲所生小于18月龄婴儿在接种前不必进行HIV抗体筛查，按HIV感染状况不详儿童进行接种。

（一）HIV感染母亲所生儿童在出生后暂缓接种卡介苗，当确认儿童

未感染HIV后再予以补种；当确认儿童HIV感染，不予接种卡介苗。

（二）HIV感染母亲所生儿童如经医疗机构诊断出现艾滋病相关症状或免疫抑制症状，不予接种含麻疹成分疫苗；如无艾滋病相关症状，可接种含麻疹成分疫苗。

（三）HIV感染母亲所生儿童可按照免疫程序接种乙肝疫苗、百白破疫苗、A群流脑多糖疫苗、A群C群流脑多糖疫苗和白破疫苗等。

（四）HIV感染母亲所生儿童除非已明确未感染HIV,否则不予接种乙脑减毒活疫苗、甲肝减毒活疫苗、脊灰减毒活疫苗，可按照免疫程序接种乙脑灭活疫苗、甲肝灭活疫苗、脊灰灭活疫苗。

（五）非HIV感染母亲所生儿童，接种疫苗前无需常规开展HIV筛查。如果有其他暴露风险，确诊为HIV感染的，后续疫苗接种按照附表中HIV感染儿童的接种建议。

对不同HIV感染状况儿童接种国家免疫规划疫苗的建议见附表。

四、免疫功能异常

除HIV感染者外的其他免疫缺陷或正在接受全身免疫抑制治疗者，可以接种灭活疫苗，原则上不予接种减毒活疫苗（补体缺陷患者除外）。

五、其他特殊健康状况

下述常见疾病不作为疫苗接种禁忌：生理性和母乳性黄疸，单纯性热性惊厥史，癫痫控制处于稳定期，病情稳定的脑疾病、肝脏疾病、常见先天性疾病（先天性甲状腺功能减低、苯丙酮尿症、唐氏综合征、先天性心脏病）和先天性感染（梅毒、巨细胞病毒和风疹病毒）。

对于其他特殊健康状况儿童，如无明确证据表明接种疫苗存在安全风险，原则上可按照免疫程序进行疫苗接种。

参考文献

[1] 鲍秀兰，王丹华等.婴幼儿养育和早期干预实用手册（高危儿卷）[M].北京：中国妇女出版社，2015.

[2] 鲍秀兰等.0~3岁儿童最佳的人生开端（正常儿卷）[M].北京：中国妇女出版社，2019.

[3] 多伦，林登，帕罗利.早产儿养育必备指南[M].北京：北京科学技术出版社，2019.

[4] 谢尔佛，弗莱.美国儿科学会健康育儿指南[M].北京：北京科学技术出版社，2018.

[5] 怀特.从出生到3岁权威指南[M].北京：北京联合出版社，2016.

[6] 《中华儿科杂志》编辑委员会.早产、低出生体重儿出院后喂养建议[J].北京：中国儿科杂志，2016,54（1）：6-14.

[7] 中华医学会围产医学分会."特殊"的早产宝宝出院后怎么办[EB/OL].（2018-08-15）.http://www.cspm.org.cn/comsite/news/show/cn/2311.html.

[8] 徐陈瑜，陈廷美，周乙华.母亲感染和母乳喂养[J].北京：中国围产医学杂志，2019,22（7）：436-440.

[9] 北京日报.新生儿进了重症监护病房后……[EB/OL].（2019-6-12）.https://health.huanqiu.com/article/9CaKrnKkS82.

[10] Dutta S, Singh B, Chessell L, et al. Guidelines for feeding very low birth weight infants[J]. Nutrients, 2015, 7(1): 423-442.

[11] 陈广明，赖春华，宋小娃等.母乳喂养对NICU中极低/超低出生体重儿营养生长发育及预后的影响[J].北京：中国实用医药，2020, 15

　　（12）：160-162.

[12] Lubbe W, Ten Ham-Baloyi W. When is the use of pacifiers justifiable in the baby-friendly hospital initiative context? A clinician's guide[J]. BMC Pregnancy Childbirth, 2017, 17(1): 130.

[13] Lubbe W. Clinicians guide for cue-based transition to oral feeding in preterm infants: An easy-to-use clinical guide[J]. Journal of Evaluation in Clinical Practice, 2018, 24(1): 80-88.

[14] 张树成，王维林.儿童功能性便秘诊断标准的评述与比较[J].河南实用儿科临床杂志，2008，23（7）：555-557.

[15] 邵肖梅，叶鸿瑁，丘小汕.实用新生儿学（第5版）[M].北京：人民卫生出版社，2019.

[16] 伦尼.罗伯顿新生儿学（第4版）[M].北京：北京大学医学出版社，2009.

[17] Wilson-Costello，Payne.早产儿的远期神经发育结局：流行病学和危险因素[J/OL].（2021-08-13）. https://www.uptodate.com/contents/zh-Hans/long-term-neurodevelopmental-outcome-of-preterm-infants-epidemiology-and-risk-factors/print.

[18] Wilson-Costello，Payne.早产儿远期神经发育结局的管理[J/OL].（2021-07-26）. https://www.uptodate.cn/contents/zh-Hans/long-term-neurodevelopmental-outcome-of-preterm-infants-management?.

[19] Barkoudah，Glader.脑性瘫痪的流行病学、病因和预防[J/OL].（2021-07-12）. https://www.uptodate.cn/contents/zh-Hans/cerebral-palsy-epidemiology-etiology-and-prevention?.

[20] Glader，Barkoudah.脑性瘫痪的临床特征和分类[J/OL].（2019-10-30）. https://www.uptodate.cn/contents/zh-Hans/cerebral-palsy-clinical-

features-and-classification?.

[21] Greene, O'Donnell, Walshe. Oral stimulation for promoting oral feeding in preterm infants[J]. Version published, 2016.

[22] Hill, Kurkowski, Garcia. Oral support measures used in feeding the preterm infant[J]. Nurs Res, 2000, 49(1):2-10.